睡眠改善

李少聪 著

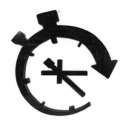

天津出版传媒集团

天津科学技术出版社

图书在版编目（CIP）数据

睡眠改善 / 李少聪著 . -- 天津 : 天津科学技术出
版社 , 2022.7

ISBN 978-7-5742-0141-5

Ⅰ . ①睡… Ⅱ . ①李… Ⅲ . ①睡眠 – 普及读物 Ⅳ .
① R338.63-49

中国版本图书馆 CIP 数据核字（2022）第 106015 号

睡眠改善

SHUIMIAN GAISHAN

策划编辑：杨　譞

责任编辑：孟祥刚

责任印制：兰　毅

出　　版：天津出版传媒集团
　　　　　天津科学技术出版社

地　　址：天津市西康路 35 号

邮　　编：300051

电　　话：（022）23332490

网　　址：www.tjkjcbs.com.cn

发　　行：新华书店经销

印　　刷：河北松源印刷有限公司

开本 880×1230　1/32　印张 6　字数 120 000

2022 年 7 月第 1 版第 1 次印刷

定价：38.00 元

前言

P R E F A C E

很多人遭受失眠的痛苦，却少有人得到治疗。

工作、家庭、人际交往……来自社会生活各个方面的压力常常让我们疲于应对，陷入负面情绪之中无法自拔，焦虑、抑郁、悲伤、压抑、恐惧……久而久之，就失眠了。在现代社会中，"能够睡个好觉"似乎变得很不容易，甚至成为许多人每天的心愿。

失眠引起的问题不仅仅是没精神和挫败感。虽然我们现在还不能完全明白睡眠对于人类和其他生物的意义，但是至少我们知道睡眠能让我们保持清醒的头脑，拥有充沛的活力。睡眠缺失不仅让人终日疲惫不堪，有时还会给判断力和行动力带来沉重性的影响。

面对失眠，有人听信偏方，有人用药上瘾，有人看遍各科医生，有人借酒催眠，更多的人则是陷入失眠—焦

001

虑—更加难以入眠的怪圈？失眠就像一头失控的怪兽，无法预测，更无法驯服。

尽管医学不断发展，能帮助睡眠的药物层出不穷。但是，药物终究是治标不治本，不能从根本上解决人们无法入睡的问题。而且，安眠药还存在许多不良反应，甚至增加某些人群的死亡风险。

想要改善失眠，其实有更健康也更有效的方式，就是从生活中的习惯与观念来着手改变。

本书从睡眠环境、运动、饮食、接纳负面情绪、睡眠习惯等方面引导失眠者去看失眠背后的自己，用非药物治疗方法来调整自己的生活模式，唤醒我们每个人都拥有的自愈力，从此倒头就睡。

目录

第一章

睡不着 ≠ 失眠！关于失眠的真相

第二章

你为什么睡不着？原因都在这了

第三章

放下一切,让你三秒入眠

第四章
物理助眠，打造优质的睡眠环境

第五章
运动助眠，选对时间和方式是关键

第六章
防治失眠的食物，你吃对了吗

第七章
放弃抵抗，睡眠自然就会发生

第八章
改善睡眠习惯，远离失眠困扰

第九章
那些被推荐的助眠方式有效吗

睡不着 ≠ 失眠！
关于失眠的真相

偶尔睡不着？这根本不叫失眠

每个人都有几个睡不着的夜晚，其中一些人总是认为自己失眠了，变得思虑过重，经常在睡前担忧、害怕自己患上失眠症。其实，偶尔睡不着和失眠还是存在很大区别的。

偶尔睡不着和失眠的区别主要体现在睡眠的行为，以及引发该症状的原因上。偶尔睡不着的原因一般常见于以下三种：

1. 突发事件

当我们因生活中的某个特别事件感到兴奋，就容易出现难以入睡或睡眠质量较差的情况。比如，买彩票中奖，第二天需要考试，比赛感到紧张，个人情感问题等。此类事件会持续刺激大脑的神经，使其保持在一种兴奋状态。

2. 睡眠习惯的改变

固定的睡眠习惯被打破也会影响入睡，比如，一些人偶尔在晚上入睡前喝酒、喝茶、喝咖啡，由于茶和咖啡中富含咖啡因，能够刺激大脑神经，具有提神的功效，入睡前咖啡因尚未代谢完，就会难以入睡。

3. 睡眠环境突然改变

睡眠环境也是导致偶尔睡不着的主要因素之一，比如，一些人经常在出差的第一天晚上难以入睡，就是由于睡眠环境的突然改变所致。环境的改变包括外界混乱嘈杂的声音刺激，床的软硬程度的变化，被子枕头的变化，以及房间内的烟味、香水味、汗味等气味刺激。如果在生活中突然遭遇此类情况，睡眠质量自然是不理想的。

因此，导致偶尔睡不着的原因都是偶然性事件，没有持续性。但的确有很多人因为偶尔几天睡不着过分焦虑担忧，怕自己患上"失眠症"，以至于精神紧张到去看医生。事实上，偶尔睡不着的情况会在身体的自我调节下或环境恢复到正常状态而消失，使睡眠规律恢复正常。大脑在缺少足够休息后的一两天时间内，会通过加深睡眠的方式进行自我补偿，即使对身体会有一定的影响，但不至于从此作息混乱。失眠症最重要的一项判断标准就是"有没有影响自己正常的工作和生活"，如果每天必须依靠咖啡等提神产品来维持日常工作和生活的话，就属于失眠。长此以往，会逐渐拖垮我们的身体，对生理和心理上造成很大的影响，在一定程度上也会影响身边的人。

因此，偶尔一两次的睡不着并不能看作是失眠，每个人都存在异常兴奋和伤心的时刻，偶尔睡不着是一种正常的生理反应。只有当睡不着的时间达到一定的长度，比如，入睡困难的症状每周大于等于三次，持续一个月以上，且明显影响到了第二天的工作、生活或者是学习，才能被称为失眠。

不必因偶然的睡不着变得过分担忧，过分担忧反而会使偶尔睡不着逐渐转化为失眠。

我们都被"8小时睡眠论"给骗了

大多数人笃信"8小时睡眠论",即每天只有睡满8小时,才算是优质的睡眠。一些人在该理论的影响下,总是计算自己的睡眠时间,担心浪费自己的深夜时光。但是,这一理论并没有普遍适用性。

由于个体之间的差异,每个人最佳的睡眠时间都是不同的,需要根据自身情况而定。同样的睡眠时间,有人睡醒后精神百倍,也有人会感觉十分困倦。因此,睡眠的时间并不重要,关键在于自身是否存在继续休息的需求,或者有没有对白天的工作和生活产生影响。

尼克曾接待了一位客人,对方每天都固定休息八个小时,但身体状态并不理想,白天工作时经常精神不振,这种情况让他感到十分焦虑。经过诊断,尼克建议他将睡眠时间调整到6个小时,之后的日子他感觉每天的精力都很充沛。

评判睡眠是否优质的标准为每晚睡眠周期的数量。人类是有睡眠周期的,一个周期大概为90分钟,包括入睡期、浅睡期、熟睡期、深睡期、快速眼动期等几个睡眠阶段。在睡眠过程中,一个周期结束后,马上又开始进入下一睡眠周期,而我们也不会意识到自己在中途醒来过。因此，睡眠周期才是计算睡眠时间的基础单位，而且身体的修复和睡眠都是跟随周期进行的。如果我们一直处于半梦半醒的状态，睡多长时间都无济于事。

此外，每天晚上睡够八个小时也是一件不切实际的事。每个人都难免会遇到加班、聚会或者其他紧急事务，导致我们无法有效进行"8 小时"的睡眠理论。如果盲目信奉该理论，只会让我们变得越来越焦虑和担忧。

最重要的是，人体内是存在生物钟的。由于长期的起居习惯，人体内的生命活动形成了内在节律性，就是无论晚上几点入睡，到日常起床的时间就一定会醒，无论时长是否达到 8 小时。

同时，在不同的年龄阶段，我们对睡眠时间的需求也不同：婴儿时期，一般需要 18 个小时左右；幼年时期，需要 10 个小时左右；青年时期，只需 7 个小时左右。随着年龄的增长，人体对睡眠时间的需求量逐渐减少。但是，这些结论都只是建立在理论之上的，由于个体不同，每个人的睡眠需求量也不尽相同，有人多一些，有人少一些。七八个小时的睡眠量，是一个适合大多数人的平均值。如果你睡了 6 个小时，醒来后神清气爽，说明 6 小时是适合你的最佳睡眠时间。

另外，由于人体疲劳程度的不同，所需睡眠时间也不同。比如，当我们感觉非常疲惫的时候，需要的睡眠会多一点儿。

所以，我们应该根据自己的实际需要来满足自己的睡眠需求，找到自己对睡眠时间需求的临界点，睡饱即可。

别再以为打鼾就是睡眠质量好

在传统观念中，睡觉打鼾会被看作是睡得香、睡眠质量好的表现，尤其是一些入睡困难的人群，对睡觉打鼾羡慕不已。但鼾声如雷并不代表睡眠质量一定就高。

王伟常常躺下就鼾声四起，永远没有失眠的烦恼。但他也有一些说不出口的烦恼，打鼾的声音很大，有时候感觉到憋气。最重要的是，虽然他睡眠时间很长，但第二天依然没有精力充沛的感觉，反而更加疲惫、嗜睡。就医之后，他被诊断为中度的"睡眠呼吸暂停综合征"。

一般来说，打鼾如果没有出现身体不适，呼吸也比较均匀，基本上就不会给身体带来太大的不良影响。我们需要警惕的是鼾声时断时续、起伏不定，并伴随憋气、憋醒等情况。由于打鼾往往是呼吸不畅的表现，会导致身体在休息期间的氧气需求无法得到满足，影响睡眠质量，而且打鼾者在白天时，也经常出现嗜睡、疲惫、记忆力下降等症状，影响日常的工作和生活。

那么，打鼾是由什么引起的呢？

1. 呼吸道狭窄

有一部分人在睡觉时之所以会打鼾，是由于呼吸道狭窄或阻塞造成呼吸时气流受阻，从而引发咽喉部软组织震动。因此，打鼾非但不是睡眠质量好，反而是一种呼吸不畅的表现。

2. 不良的睡眠习惯

打鼾最常见的原因就是由于睡觉习惯不佳，致使舌头和软腭下坠，阻碍了呼吸道，影响气流流通。比如，利用口呼吸、仰卧睡觉等。其中，如果长期利用口腔呼吸，不仅会导致打鼾，严重者还会导致下颌后缩，影响面部美观。

3. 吸烟、喝酒

吸烟、喝酒等不良习惯也容易导致打鼾，烟雾和酒精的长期刺激使咽喉部的肌肉变得松弛，阻塞了气流，导致打鼾。

4. 过度劳累

当人们在大量脑力活动或体力劳动之后，会感觉身体格外疲惫，睡眠也会随之变深。为了更快减轻疲惫，人体会下意识地增加氧气的摄入，用口腔开始呼吸，使软腭等软组织部分的震动加剧，导致睡觉打鼾。

5. 鼻腔阻塞

患有鼻炎、鼻息肉、感冒，或者枕头太脏引起过敏等症状的人群，也会因为鼻腔阻塞，呼吸气流受阻，出现打鼾的情况。

6. 身体衰老和肥胖

年龄增长导致人体器官老化，使上呼吸肌肉群松弛，引发打鼾。此外，肥胖也是导致打鼾的重要原因，肥胖人士的脖子往往比较粗大，使口咽部黏膜下的脂肪变厚，特别软腭处，加剧了呼吸道阻塞的情况。在睡觉时，呼吸变得困难就会出现打鼾。

为了拥有更好地睡眠质量，我们可以通过以下方式缓解打鼾的症状：采取侧卧的睡觉姿势，选择高度合适的枕头，避免因过高和过低导致呼吸道受阻，不利于呼吸；尽量减少日常的烟酒摄入，吸烟会使呼吸道疾病加重，饮酒会使夜间呼吸紊乱或出现低氧血症，尤其要注意不可睡前饮酒；在劳累的情况下，可以在睡觉前洗一个热水澡，放松身体；准备舒适的床铺，保持床上用品清洁，及时清洗被褥，改换枕头枕套；肥胖人群，要通过减肥来缓解打鼾的症状。

此外，我们也要警惕睡眠呼吸暂停综合征的出现。睡眠呼吸暂停综合征就是在睡眠过程中出现的呼吸停止的睡眠障碍，可分为阻塞型、中枢型、混合型等多种类型。其中以阻塞性最为常见，在睡眠过程中如果因软组织阻塞呼吸道，造成睡眠时缺氧、窒息，可能会诱发呼吸衰竭，加重哮喘等情况，严重者可导致人们在睡梦中死去。

因此，当我们在睡眠过程中出现打鼾声大、不规律，且伴随呼吸停止的情况，一定要尽快前去医院就医，并进行诊断和治疗。

白天睡觉和晚上睡觉，效果不一样

　　一些人因工作或习惯过着晨昏颠倒的生活，夜晚工作娱乐，白天睡觉，看似休息时长相同，但睡眠效果与正常作息存在很大的差异。同时，日夜颠倒也会打乱人体正常的生物钟，从而出现失眠、乏力等生理障碍。

　　白天和晚上的睡眠质量之所以不同，一般受睡眠环境和人体的昼夜节律两方面因素的影响。睡眠环境因素包括以下几个方面。

1. 光线

　　在正常情况，白天的光线势必比夜晚光线充足，窗帘等遮蔽物的存在也无法彻底切断光源，这就意味着我们在白天睡觉时，必定会受到一定光线的刺激。人脑中会分泌一种名为褪黑素的激素，具有降低体温，控制血压、脉搏的作用，有利于身体变得放松，更容易进入睡眠状态。而褪黑素受光线的影响颇大，越是在黑暗的环境下越容易分泌。因此，当人体受到光线刺激时，会从深度睡眠转变成浅睡眠状态，降低睡眠质量。

2. 声音

　　对睡眠产生影响的声音可分为两种：低音调型和高音调型。

前者是指低频率的声音，并不会影响睡眠质量，反而会使大脑沉浸下来，具有催眠的效果，使人更容易入睡。比如，夜晚的虫鸣声。而后者则指高频率的声音，能够给大脑带来强大的刺激，使人处于兴奋状态，从而难以入睡，严重影响睡眠质量。

当人处于睡眠状态时，低频的声音并不会对睡眠造成干扰，与静止状态下相一致。此外，该声音与大脑放空状态下的大脑皮层脑电波扫描周期相吻合，容易形成共振，当脑电波稳定时，睡眠质量就会变高。生活中的一些助眠设备就是应用了该原理。相反，当环境充斥着高频率的声音，就容易造成脑电波紊乱，促使大脑恢复兴奋状态，人就会处于浅睡眠状态，大大降低了睡眠质量。

我们无法控制外界的声音，汽车轰鸣声、人们的喊叫声、机器的运作声等都闯进房间时，就会影响我们的睡眠。

3. 浊物

房间内的灰尘、浊气对人们的身体非常不利。灰尘、浊气受气流的影响，而气流对温度又极为敏感，温度越高气流越活跃。温度高的白天，灰尘、浊气会随着气流更为活跃；温度低的夜晚，灰尘、浊气会随着气流不断下沉。

假设睡眠环境不变，人们在白天的睡眠效果是否能与夜晚一致？这就涉及人体的昼夜节律。夜晚休息是人类长期进化的结果，在漫长的进化史上，白天充足的光线有利于人们观察周围的环境，方便劳作和警惕危险，而夜晚的睡眠是人体细胞自我修复和更新的最佳时间，从而使人们保持充足的体力。

比如，夜晚 11 点左右，人体内的胆经开始工作，贮存和分泌胆汁，一旦无法休息，就会对人体的胆脏造成很大的伤害。胆脏所分泌的胆汁与小肠的消化吸收能力有关，一旦缺乏胆汁的辅助，消化系统就容易出现问题。此外，该时间段也是人体代谢最旺盛的时候，强行提升细胞活跃度，容易导致皮肤黯淡无光。

夜晚 2 点左右，是人体肝脏工作的时间。肝脏是人体最重要的一个器官，维持着人体内最主要的代谢功能，能够进行一些有毒物质的去氧化等改造工作。如果此时不休息，肝脏就无法很好地完成体内毒素的排泄，使体内有毒物质累积。

夜晚 4 点左右，肾脏会将过滤完成的血液输送到全身，一旦人们的身体仍处于亢奋状态，就很可能导致肾脏的废物积压在人体的器官内，无法很好地排出体外，甚至出现慢性肾炎的疾病。

长期昼夜颠倒会导致身体抵抗力降低，如大脑的记忆力下降、无法集中注意力、情绪易波动，甚至出现某种精神症状。同时，人体内各项器官和系统也会出现一定程度的失衡，发生心律不齐、内分泌失调等情况。

因此，我们还是要尽量避免长期熬夜，因工作等原因不得不熬夜时，需要注意合理安排饮食，积极进行体育锻炼，并且在休息时为自己准备一个比较良好的睡眠环境。

随时随地都能睡着，原来是一种病

被失眠症困扰的人，格外羡慕那些随时随地，想睡就能睡的人群，看电视睡着、看书睡着，甚至聊天都能够睡着。这种睡眠质量看似很好，实际上恰恰是睡眠质量差的一种标志，甚至是一种病症。

徐丽君经常突然出现一股难以抵挡的睡意，在工作、生活、吃饭时都可能进入睡眠状态，仅仅维持几分钟就会清醒。甚至有一次，她开车时因为犯困而撞到了路边护栏，让她惊恐不已，经过专业医生的诊断，她被确诊患上了"发作性睡病"。

发作性睡病是一种特殊的睡眠障碍，以发生在本该清醒的时间段不可抗拒性的突然入睡为主，经常伴随猝倒、睡眠瘫痪、睡眠幻觉等情况。据不完全统计，全国大约 70 多万人患有发作性睡病，其中确诊的人数却不超过 5000 人。很多人根本无法判断自己是由于疲惫而困倦，还是真的患上了发作性睡病。

那么，发作性睡病存在哪些具体的日常表现呢？

1. 清醒时不可抗拒性地突然入睡

白天的突然入睡是发作性睡病最为常见的日常表现。无论什么时间，无论什么场合，患者随时随地都有可能睡着，甚至开车、跑步、跳舞等耗费大量能量的时候也可以入睡。一般入睡的时间为几秒钟至几小时不等。

2. 猝倒发作

猝倒发作是指患者在受到强烈刺激时突然失去意识，很快进入睡眠阶段的快速眼动阶段。苏醒过来之后，身体的一切机能都恢复正常，似乎什么事情都没有发生过一样。但由于该症状发生毫无征兆性，会使一些在猝倒之前处于工作状态中的人面临危险的处境，比如，开车时猝倒。

3. 睡眠麻痹

睡眠麻痹多指患者脱离睡眠状态后，出现的一种全身无力、无法活动、无法讲话，但身体的其他功能不受影响的症状。就是患者的意识处于清醒状态，但身体却不受意识支配，该过程一般会持续几秒至几分钟之间，被称为"睡眠瘫痪"或"梦魇"，民间俗称"鬼压床"。

4. 睡眠幻觉

睡眠幻觉是指在睡眠和清醒状态进行切换时出现感觉性体验，包括视觉、触觉、听觉和运动等多方面的幻觉。因为现实与梦境无缝连接，使患者产生了错觉。比如，当一名患者在开车时突然出现发作性睡病，沉沉睡去。但睡眠幻觉延续了视线中的道路、耳边的鸣笛声、手中的方向盘，导致他在梦中开车。

发作性睡病的病因尚未明确，经过多方研究只能确认它是一种具有遗传易感性、受环境因素影响或触发的疾病。随时随地能睡着更常见于老人，但老人的发病因素更为复杂，一般与环境、药物和身体因素有关。

1. 环境因素

如果老年人的生活过于孤独和单调，并由于体力不足、心肺功能不佳，或者患有骨关节疾病，导致平时缺少活动，就容易随时随地睡着。应对方法是多进行一些适合老年人的活动，使其生活变得充实，避免长期处于孤独和寂寞的环境中。

2. 药物因素

因药物导致嗜睡一般是指药物的副作用，如果日常服用的药物中含有催眠效果的成分，就可能对白天的精神状态造成影响。主要表现为第二天起床或服药后，精神不佳。

3. 身体因素

一般来说，身体因素是老年人嗜睡的最常见因素。随着年龄的增长，老年人身体的各项机能都会出现一定程度的衰退，比如，甲状腺机能减退或肺部感染，早期的症状往往就是萎靡不振。一些心脑血管疾病也可能会导致出现嗜睡的情况，比如，脑炎、脑肿瘤、脑萎缩、脑动脉硬化和脑血管疾病。如果老人出现严重嗜睡的情况，一定要及时求医或到医院检查，以免延误疾病的治疗。

嗜睡的原因有很多，我们不应该掉以轻心，应及时采取积极有效的措施，避免嗜睡人群因该症状对日常的工作和生活产生的负面影响。

失眠不可怕，害怕失眠才可怕

"晚上总是睡不好，一想到睡不好要影响白天的精神状态，就着急。结果10点躺下的，凌晨2点多才睡着，5点多又醒了。好不容易有点睡意，又该起床上班了，真怕自己撑不住。"这是很多失眠者的苦恼。人只有睡得好，睡得饱，才能神清气爽，精力充沛。所以，当自己躺在床上翻来覆去睡不着的时候，就特别担心影响第二天的工作，尤其是第二天有重要的安排时。

除了害怕失眠会影响第二天的精神状态，我们还有很多担忧。比如，害怕失眠会导致皮肤衰老，害怕失眠会导致健忘、脱发、注意力下降，更害怕失眠导致癌症、猝死。

当我们把失眠与美丽、健康、死亡联系在一起，过分关注不良后果，睡前就会出现紧张、恐惧，影响到睡眠。而失眠又反过来"证实"其担心的正确性，比如失眠后掉头发严重了，黑眼圈严重了，考试考砸了，工作出错了等。然后，我们就会不断暗示自己：失眠的危害很大，结果因为害怕继续失眠，使自己陷入了失眠、情绪反应和恐惧的恶性循环中。

当我们有意识地告知自己：我得赶紧睡着！我一定要比昨天睡得好！这种想要快点入睡的心理非常容易产生焦虑，而焦虑性情绪会使人体生理代谢加强，非常不利于大脑神经的抑制，自然也就不利于睡眠。而且，越是想控制自己的睡眠，我们的身体就越警觉。比如，躺在床上，不停告诉自己"我要睡觉"，或者担忧"假如我睡不着明天会怎样？"这样不断给自己施加压力，身体就更加警觉和敏感，睡眠就如惊弓之鸟，飞得更远。

为什么会这样？因为我们的四肢受意识控制，大脑告诉手，去，拿那个最大的樱桃吃。嗯！手很听话！大脑告诉腿，快，跑快点，你就会加速向前。但是，睡觉这件事，不受大脑的意识控制，它受自主神经的控制。我们的内脏和血管等都受自主神经的控制，我们如果对心脏说：跳慢点！或者跟血液说：流快点！它们根本听不懂。所以，大脑也根本听不懂我们发出的睡觉的信号。

睡眠是自然发生的，不用特别担心睡不着。仔细想想，你曾经是不是也通宵达旦地唱歌、玩牌？然后，活动结束后倒头就睡，睡醒后人也就精神了，也没有觉出有什么不正常的。

人的自我调节能力是很强的，如果休息不够，身体会产生需求，缺少的睡眠就会自动补回来。至今在临床上还没有发现长期通宵不眠的人。即使参加睡眠剥夺试验的被研究者，也会存在少量的睡眠，不会完全不睡。

失眠对身体有一定的影响，但过分担心失眠所带来的危害，远远大于失眠本身所产生的影响。我们原以为是失眠带来的不适，诸如皮肤变差、免疫力低下等，其实并不是失眠本身带来的，而是你的担忧、焦虑、生气、恐惧带来的。

端正心态，放下对失眠本身的恐惧，对于调整失眠非常重要。

1. 不盲目担忧

失眠可以看作是身体的正常调节带来的结果。当一些足够引起失眠者内心波澜的事情出现时，即使事情并不大，也总能让失眠者心心念念，导致失眠。任何人在惦记某件事的时候都会出现失眠的情况，而正确认识失眠的起因和结果，不必盲目担忧失眠带来的影响，有助于失眠者摆脱恐惧。

2. 克制恐惧

失眠恐惧症大致可以分为三个部分：其一，是最初导致失眠的事件；其二，是对失眠本身的恐惧；其三，是令人痛苦不堪的失眠结果。第一部分是引起失眠的原因，但并不会导致过于痛苦的第三部分的结果，而第二部分的恐惧才是真正导致失眠结果难以令人忍受的根源原因。因此，恐惧才是失眠真正的元凶，而失眠者想要消除失眠症状就要克制恐惧。

3. 驱除恐惧

对于失眠恐惧既然是凭空臆想出来的，那这种恐惧也就可以凭空消失。当失眠者意识到对失眠恐惧的存在，本身就是驱除恐惧最好的方法。既然失眠，那就利用这些时间来做一些有意义的事情，比如，读书、写字等，只要将注意力转移到其他有意义、有价值的事情上，就能有效避免将注意力集中在失眠上。只要失眠者不再纠结于失眠本身，恢复正常的作息也只是时间问题。

做了一夜梦？那也不代表没睡好

做梦是睡眠中常有的事，很多人将其视为睡眠不好的表现，认为"晚上梦多，就像没睡觉一样"，而白天工作和学习时萎靡不振的状态，似乎又进一步验证了这一观点。人在入睡后，由于一部分脑细胞仍在活动，这就是做梦的基础。一夜正常的睡眠，不做梦是不可能的。只不过有人记得，有人不记得。

既然每个人都会做梦，那为什么有的人会记得，有的人却不记得呢？

科学家根据人们在睡眠过程中脑电波的变化，将睡眠分成了五个阶段。第一阶段：入睡期，脑电波的频率和波幅都比较低，我们的身体开始放松，呼吸变慢，极易因外界刺激而惊醒，该阶段大约只持续 10 分钟；第二阶段：浅睡期，脑电波偶尔会出现短暂的频率升高、波幅变大的现象，此时，我们对外界的敏感度降低，很难被唤醒，该阶段大约持续 20 分钟；第三阶段：熟睡期，脑电波的频率持续降低，波幅变大，出现 δ 波，该阶段大约持续 40 分钟；第四阶段：深睡期，持续时间为 90 分钟左右，几乎所有的脑电波呈现 δ 波，身体肌肉进一步放松，各项功能指标变慢。第五阶段：快速眼动睡眠阶段，在该阶段中，眼动仪能够监测到眼球出现了快速的运动。

　　经过临床观察发现，一些人抱怨自己整晚都在做梦，恰巧是在快速眼动睡眠阶段醒来的。也就是说，即便我们一晚上都在做梦，但如果在睡眠的其他阶段醒来，就不会记得我们所做的梦。

　　那么，做梦究竟是否会影响一个人的睡眠质量呢？

　　科学家研究发现，在睡眠时，人的右侧大脑的半球活动较为活跃，在清醒的时候，左侧大脑的半球活动较为活跃。一天24小时中，左右大脑交替工作，才可以达到神经调节动态平衡的效果。而在正常情况下，做梦是睡眠的一种保护机制，使睡眠能继续下去。

　　比如，做梦是一种身体自我修复和调节的信号。从精神分析心理学角度来看，梦的意义在于满足人们内心的欲望，当人们在现实中存在无法满足的欲望时，通过梦获得心理上的满足，有利于调节心理平衡。如果强行抑制梦境的出现，人们压抑在潜意识中的欲望就得不到满足，就容易产生心理压力、负面情绪、自我认知低等问题。

　　针对以上问题，科学工作者进行了一项阻断梦境的实验，实验结果发现，当睡眠者产生引发梦境的脑电波后，一旦强行打断该脑电波，使其梦境无法持续，就会出现血压、脉搏、体温升高等症状，自主神经系统的功能也会出现一定的衰弱，同时，还会引起一些不良的心理反应，如焦虑、易怒、幻觉等。因此，做梦是保证机体正常活力的重要因素之一。

那么，既然做梦不会对睡眠质量产生影响，究竟是谁影响了睡眠呢？

1. 身体和精神状态

当睡眠过程中，如果身体或精神处于高度紧绷的状态，人们就很容易记住梦境，感觉自己频繁做梦，进而影响睡眠质量。

2. 梦的质量

梦境的质量完全取决于自己的喜好，也许梦境中所构建的情景不是最美的，却是我们心中所想。反之，如果我们的梦境与自身喜好相悖，我们在醒来后可能会因此心生忧虑，尤其是当我们做一些让自己感到伤心难过或恐惧的噩梦时，如果惊醒再度入睡，就可能影响之后的睡眠质量。

关于做梦，我们一定要有一个正确的认识，正常规律的做梦都不会对睡眠质量产生影响，反而有利于身心健康。

第二章

你为什么睡不着？
原因都在这了

99%的失眠是因为"想多了"

一位网友在论坛发帖求助:"每天晚上睡觉的时候,我总是控制不住胡思乱想,有时候想白天的工作哪里没做到位,有时候畅想未来的生活,有时候思考生活的琐碎……结果每天晚上都失眠,现在白天精神越来越差。"

很多人都会有类似的情况:熬到入睡的时间,大脑依然清醒,白天没有时间关注的事情纷纷涌上心头,比如,定期完成的工作任务即将拖至最后一刻;白天与同事的冲突是否会影响后续的相处;很长时间没有和父母联系了,明天一定要抽出时间和他们聊一聊……结果就是越想越睡不着。

夜晚的时间,一般被看作是一个自我反思的时间。夜幕降临,人的记忆力也会随之增强,白天所忽视的事情,在晚上都会一股脑地全部冒出来。比如,白天说过的某一句话、做过的某件事、闪现的某个灵感等,都会在我们的大脑中重现,或反思自己的言辞和行为是否存在不恰当的地方。这种情况就属于"夜晚思考强迫症"。患有此强迫症的人,会不知不觉地在睡前进入思考状态,像观看连续剧一样,不断播放着幻想中的画面。

在本该安心闭上眼睛酝酿睡意,让大脑休息的时候想太多,思维会重新变得活跃，甚至会越想越兴奋，影响入睡能力。因为睡不着，为了打发时间，有的人可能就会拿出手机打游戏、聊天、追剧等，做一些让自己更加亢奋的事情来度过漫漫长夜，进而导致整夜失眠。

只是大多数人在夜晚并不具备执行条件，即使我们的大脑做了什么决定，也不能立刻付诸实践。第二天睡醒后，这些计划、决定会全部抛诸脑后，既不会改变明天的生活，又失去了一个好的睡眠。

那么，为什么到了夜晚，我们的大脑会更喜欢思考问题？研究发现，是因为人们在夜晚有更多自由的时间。白天我们忙于工作、学习，没有时间去思考问题。即使工作清闲下来，也是和同事聊天加深感情，不会有自由畅想的时间。但是夜晚收拾好了一切躺在床上的时间，是独属于我们的自由时间，没有任何束缚，大脑就会如脱缰的野马一样回忆过去、幻想未来。

那么，如何做才能让我们晚上少想一点儿呢？

1. 正确认识胡思乱想

我们首先要认识到胡思乱想是一种正常现象，不必因难以遏制的念头而感到焦虑或恐慌，只有不去刻意关注这些念头，以坦然的心态接受它，把思绪放松之后，此类状况所带来的干扰就会降低。

2. 转移注意力

当思考行为反复出现时，我们可以通过转移注意力的方式尽快脱离反复进行思考的现状，比如，做一些可以马上入手，并感兴趣的事情，如看书，但不能玩手机。

3. 避免提前上床

当我们在睡意尚未出现时就选择上床睡觉，兴奋的大脑自然不会停止活动，而此时大脑的活动就仅限于回忆白天发生的事、幻想以后的情景。当我们出现困意之后，再上床入睡就能有效避免这种情况。

4. 记录睡前的想法

我们可以在床头柜放一个小本子，将临睡前的想法记录下来。这些想法可以是第二天的待办事项，以防睡醒忘记。失眠时，我们还可以在本子上记录现下的心理感受，即：那些没有得到处理的问题让我产生了什么感受，导致我无法入睡。当我们牢记这种糟糕的感受后，内心就会积极地去寻求解决办法。

5. 饮食注意

失眠的人要想提高睡眠质量，在下午四点以后就要注意远离刺激性食物。比如含有兴奋作用的巧克力、甜点、火锅、咖啡和茶等，尤其是甜食，它能刺激大脑产生比较轻松愉悦的感觉，提高大脑的活跃度使大脑更加兴奋。

负面情绪引发失眠

睡眠障碍实际上也是一种情绪障碍，由情绪的失控引起心境上的变化，进而使失眠者的情绪持续处于低落状态。焦虑、紧张、恐惧、抑郁、愤怒等情绪会在入睡时，持续侵蚀人体的大脑，导致失眠症状的出现。因此，失眠的背后，其实是一个个渴望被看见的情绪。

李丽女士作为资深北漂，经过十几年的努力，从一线员工逐步晋升为销售部门经理，为了升职加薪，在工作中她多年来从不敢有任何懈怠。近几个月，公司的业绩呈现明显的下滑趋势，让她感受到前所未有的危机，开始变得异常焦虑，她也因此开始失眠，而且越是希望自己睡好，就越难以入睡，常常一夜无眠。长期的失眠症状让她的状态起伏不定，经常犯一些不该犯的错误，工作上的失误，生活上的不适使她的焦虑情绪越发严重。

当失眠发生后，很多人只是将其视为简单的睡眠问题，但随着失眠程度的加重，难免会加重内心的负面情绪，甚至还会产生消极的想法和行为。而究其根源，失眠只是内心的负面情绪在作祟。

1. 焦虑

入睡困难、睡前多思等情况与焦虑情绪的关系十分密切。过分焦虑的人，往往总是勉强自己做超出自己能力范围的事情，对当前的生活状态感到不满。于是，内心逐渐不安，开始逼迫自己，思维模式也被禁锢在"应该"与"不应该"中，不断用"是不是""能不能""会不会"等语言来推测未来有可能发生的事情，进而使自己愈发焦虑。

焦虑可以引发失眠，失眠在一定程度上又会加重焦虑情绪。很多曾经失眠或正在失眠的人基本上都存在一个习惯，在失眠的时候反复查看时间，为难以入睡感到焦虑，越焦虑越难以入睡，而且看得次数越多，内心就越焦虑。

2. 愤怒

失眠是愤怒被压制后的另一种表现形式。很多人不愿发泄自己的怒气，不敢将自己的情绪暴露在外人面前，担心因此伤害到别人，被别人讨厌。于是，怒气经常积压在心里，导致失眠。此时，难以入睡、易醒多梦，甚至噩梦连连都是愤怒情绪带来的结果。

3. 痛苦

一些生活中的打击会让人痛苦，比如亲人离世、失恋、考试失利、面试失败等。这些应激事件如果过于严重或处理不当，人们难以在短时间内从痛苦中走出来，可能会在夜里崩溃大哭，难以入睡。

尤其是一些情感敏感的人，十分在意外界对自己的看法，无论是熟悉的，还是陌生的，哪怕随便一个眼神，一句话都会影响他一整天的心情，甚至在夜晚入睡时为此辗转反侧，难以入睡。

　　对于因情绪激动导致失眠的人来说，合理调整情绪，能够有效改善自己的睡眠。而调整情绪的方法有两大类型：其一，宣泄。当负面情绪来临时，将它们合理宣泄出去，会使身心舒畅。比如，大哭一场，将内心的委屈统统融进眼泪中；找身边的朋友倾诉，将心中的压力说给朋友听等。其二，转移注意力。如果情绪难以释放，可以通过转移注意力来规避情绪给自己带来的痛苦。比如，听音乐，轻快愉悦的音乐能够帮助人们有效放松身心，转移注意力；做运动，通过流汗、消耗体力来感受身体的活力；看一些美好的事物，精美的图片、有趣的书能够让人暂时遗忘不良情绪。

　　其实，大多数时候我们只是放大了自己对所面临事物的情感体验，以至于思虑过多导致失眠。即使我们未能获得他人的接纳与欣赏，此时此刻身陷险境，都不是担忧未来的结果能够解决的，只会无端增加自身的烦恼而已。

夺走睡眠的高血压

好的睡眠对高血压人群来说就是一种奢望，长期的失眠症状不仅使他们身心疲惫，还会进一步加重高血压，影响正常的工作和生活，甚至是身体健康。

高血压患者时常伴随焦虑不安、暴躁、口舌干燥、呼吸急促等症状，尤其是中老年高血压患者，这些症状就是导致失眠的罪魁祸首。

1. 情绪与高血压的关系

高血压患者在患病期间容易出现失眠，一部分原因是受到了情绪波动的影响。由于高血压属于慢性疾病，在病情初现或不断加重的过程中所带来的负面情绪比较明显，容易刺激患者的神经。很多人因担忧病情而出现情绪波动的情况，而长时间的情绪波动，就容易使人在夜晚难以入睡。尤其是在发现病情加重后，一些患者的心理负担过重，终日忧心忡忡，致使血压居高不下，甚至变得消极沮丧，对治疗失去信心，不配合服药和治疗，变得焦虑不安。

情绪与高血压是互相作用的，从现代医学的角度来讲，愤怒、焦虑、恐惧等过于激烈的情绪都可能导致血压骤然升高，尤其对于高血压患者来说，由于交感肾上腺等血压调节系统能力受到抑制，情绪波动引起的血压升高，将难以在短时间内恢复。

2. 高血压症状导致失眠

高血压本身的症状也会导致失眠情况的发生。当高血压患者血压增高，并不再下降时，就容易出现头晕、胸闷、颈部发僵、耳鸣等令人感到不适的症状，导致人体负担加重，出现睡眠质量降低的情况。

同时，持续升高的血压很容易导致大脑皮层和自主神经出现功能失调的情况，导致心跳加快、呼吸急促、思绪万千，从而间接引起入睡困难、易醒、做噩梦等失眠症状。

3. 药物作用

高血压患者的失眠症状也可能是由所服用的降压药物引起的。因此，高血压患者在失眠症状发生后，也需要了解失眠是否与高血压用药带来的副作用有关。一些降压药物在服用后，其副作用确实容易干扰人们正常的睡眠，而长时间服用这些药物，就容易导致睡眠方面的问题。

此外，降压药选用合理，但剂量使用不当同样也会导致失眠症状的出现。比如，由于降压药服用过多，造成夜间低血压。人体正常的血压收缩压在 12 ～ 18.5kpa（90 ～ 139mmHg），舒张压在 8 ～ 12kpa（60 ～ 89mmHg），一旦低于该范畴就属于低血压，患者的心脏、大脑及身体的其他重要器官都会因血压过低、供血不足而出现缺血、缺氧的情况，严重者可导致昏厥、休克，危害生命安全。

对于高血压的调节，除了必要的药物治疗外，生活习惯的调整也尤为重要。高血压患者养成早起、定期运动的习惯不仅有助于缓解压力，减少梦中惊醒的频率，还能达到控制血压的效果，延长深度睡眠的时间。比如，散步、慢跑、太极拳、游泳等有氧运动。但需要注意的是，运动的最佳时间应选择在清晨或下午，避免在睡前两小时内进行，避免因肾上腺素分泌过度，使人精神振奋，难以入睡。同时，缓解高血压对生活中的规律作息要求极高，不熬夜，保证充足的睡眠时间，饮食上合理膳食，戒烟戒酒等。

保持心理平衡，情绪稳定有助于改善由高血压引起的失眠症状。各种负面情绪是高血压的外化表现，同样是使血压升高的诱因。因此，无论是工作和生活中的压力，还是对疾病的担忧，高血压患者都应该调节好心情，保持一个稳定的心态，才能有效防止失眠症状的出现。高血压患者可通过改变自己的行为方式，培养自己对自然环境和社会的良好适应能力，避免因外界影响出现情绪过激的情况。当自己有较大的精神压力难以缓解或自我释放时，可以向周围的亲人或朋友倾诉，尽量将精神倾注在自己感兴趣的事物上，从而有效稳定自己的血压。

此外，高血压患者也不要忘记对血压的关注，定期测量血压，1至2周至少一次，有助于了解自身当前的血压状况，从而根据现实情况有效调整治疗高血压的方案。

女性更年期导致的失眠

更年期是睡眠的一大障碍，有资料显示，在成年人失眠人群中，中年女性出现失眠的风险要远远高于男性，入睡时间也比一般男性要长。那么，为什么女性在更年期阶段失眠的情况如此突出？

一般来说，更年期失眠会伴有白天困倦、夜晚兴奋，体力耐力降低、情绪不稳定，易于胡思乱想等症状。而导致该症状的原因，可归纳为以下三点。

1. 生理因素：内分泌失调

当女性步入更年期之后，卵巢功能的衰退将导致卵巢雌激素分泌减少，垂体促性腺激素增多，雌性激素水平出现波动导致神经内分泌失调以及自主神经系统功能紊乱，超过 60% 的女性可能会出现不同程度的症状，进而诱发失眠。

研究调查发现，女性在围绝经期及绝经后出现失眠症状的概率高达 70%，是正常女性的 1.5 倍。最重要的是，更年期的诸多症状是悄悄出现在女性身上的，很少有女性会主动意识到这个问题，因此产生担忧和恐慌反而会加重自身的失眠症状。

2. 其他疾病：睡眠疾病

梦游、睡眠中的暴力行为、焦虑不安的梦境等都属于异常睡眠的表现形式。

如果失眠者患有呼吸暂停综合征、睡眠昼夜节律障碍等睡眠疾病，当更年期到来时，失眠的症状就会变得愈发严重，而且，不容易察觉失眠的真正原因。当失眠者在睡眠过程中存在打鼾、呼吸中断、憋气等睡眠结构破碎的症状，应该就是患上了呼吸暂停综合征。一般来说，睡眠呼吸障碍与体重有直接的关系，在肥胖人群中，体重指数越大，睡眠呼吸障碍越严重。

不同的睡眠疾病具有不同的表现形式，当睡眠疾病对我们的睡眠造成影响，严重困扰自己的生活时，就需要及时就医，避免在更年期阶段使失眠症状愈演愈烈。

3. 心理原因：情绪不稳定

中年女性在步入更年期之后，对生活琐事的承受力降低，当面对家庭和事业上的问题时，产生的各种压力、情感等都极易导致失眠。

此外，女性更年期导致的潮热出汗、肾虚便秘等症状也会在一定程度上影响睡眠质量，导致原本睡眠质量不佳或难以入睡的女性情绪更加抑郁和暴躁。而且长期的睡眠不足还会导致记忆力下降，使神经细胞出现损伤，诱发心脑血管疾病等。

那么，更年期女性该如何解决睡眠障碍问题呢？我们可以从生理症状治疗、情绪控制和日常饮食三方面入手。

1. 生理症状治疗

女性在步入更年期后，会出现轻重不一的症状，一般来说，大约 85% 的女性可以自行缓解更年期内分泌失调所导致的失眠，但少数女性的更年期症状较为严重，影响正常的工作和生活，就需要进行适当的药物治疗。

治疗更年期症状，一般以激素替代疗法为主，可分为雌激素疗法和雌激素、孕激素联合疗法，通过外界干预，使体内的激素水平恢复平衡的状态，达到缓解更年期症状的目的。但要注意的是，患有肝功能不全、子宫肌瘤、高血压、糖尿病等疾病的更年期女性，不宜使用激素替代疗法。

2. 情绪控制

在失眠症状发生后，女性可主动参与一些关于更年期生理的宣传教育，使自己保持一种乐观的情绪，避免不必要的焦虑和恐慌。多参加一些娱乐活动，释放压力，增加生活乐趣。当女性无法通过自我疏导减轻更年期症状时，要及时就医。

3. 日常饮食

在入睡前避免饮用浓茶、咖啡、酒等对大脑具有刺激性的饮品，晚餐也要注意避免油腻难以消化的食物。可取大枣、小麦、冰糖加水炖煮，每晚服用一次，能够有效改善更年期的失眠症状。

对于女性朋友而言，更年期的失眠症状并不是难以缓解的，只要找到失眠原因，保持一个良好的心态，就能轻松度过这一段令人不适的时期。

到了新环境就睡不着

有一部分人去外地旅行、参加会议、探亲访友时，面对一个"新"床，经常会出现辗转反侧、夜不能寐的情况，这也被很多人戏称为"认床"。那这些人为什么一到新环境就容易失眠呢？

排除外界环境，失眠的根源在于内心缺乏安全感。在日常生活中，饮食睡眠等活动都是在有规律地重复发生，往往在不知不觉间会形成条件反射，也就是人们常说的习惯。经过长期的生活，我们对家庭的一桌一椅都产生了特殊的感情，与环境已经建立了很多条件反射式的联系。一旦我们进入一个新环境，以往的熟悉感就会被打破，睡眠的条件反射也遭到了破坏，心理负担下意识就会增加，进而出现一种适应性、短暂的失眠。

从科学角度上来解释，这种"认床"性质的失眠症状被称为"第一晚效应"，是指在陌生的环境下，人的大脑只有一半能够休息好，另一半则长时间处于一种警惕的状态。

最初，这种半休息、半清醒的状态主要体现在一些动物身上，比如，鲸鱼、海豚、鸟类等。德国马斯克普朗克学会的负责人尼克斯·罗登伯格在一次实验中，验证了这一猜想，他将一群鸭子放在一个陌生的环境中，结果显示，在鸭群中间位置的鸭子会完全进入睡眠状态，双眼紧闭，而处在鸭群边缘的鸭子一只眼睛会睁着，时刻观察周围的情况，警惕捕食者的出现。

尼尔斯认为，人类在陌生环境下难以入睡的情况也是这个道理，即使当下并不存在捕食者的问题，但由于"第一晚效应"是人类在黑夜和危险的情景下形成的，这种心理反射并不是人所能够控制的。

人类的"第一晚效应"是由布朗大学的心理学教授佐佐木勇香提出的。佐佐木邀请了35名布朗大学的大学生参与实验，他利用先进的仪器设备对在新环境下入睡的学生大脑进行神经成像。在第一天夜里，被测试者的左右脑在睡眠中表现出了不一样的睡眠深度，右脑的慢波活动要比左脑更频繁一些。而慢波是熟睡时的典型脑电波，也就是说，在第一晚，右脑的熟睡程度要高于左脑。

其实，"第一晚效应"的生理反应可以看作是一种适应性的反应机制，毕竟当我们进入一个陌生的环境时，对当前可能存在危险知之甚少，这种机制在一定程度上可以起到保护作用。如果想要尽快解决进入新环境的失眠症状，我们可以尝试以下几种方法。

1. 保持一个良好的心态

将当前状况下的失眠看作是一种正常现象，不必过于紧张和焦虑，或者担心自己睡不好，保持一个放松的状态，在入睡时可以尝试听一会儿音乐，或外出散步，避免长时间一个人待在封闭的空间内。

2. 携带熟悉的床上用品

一些人为了缓解失眠症状，经常在外出时携带自己熟悉的物品，比如，睡衣、枕头、洗漱用品，或者一直陪自己睡觉的玩偶。这些物品都能在陌生的环境中给我们带来熟悉感和安全感，减轻内心对周围环境的排斥。此外，也可以选择睡眠环境与家中差不多的酒店进行入住，或者将陌生的环境布置成自己熟悉的样子。

3. 不过分关注新环境

如果我们只是短期入住，不必过于将注意力放在周围的环境上，以免增加内心的紧张感。避免刻意关注卧室的灯光、声音等影响自己睡眠的东西，可以多回忆一些白天发生的事情，分散自己的注意力。

4. 习惯陌生

对于频繁出差的人，基本上并不会出现这种问题，因为他们习惯了睡在陌生的环境中。因此，我们可以尝试锻炼自己适应陌生环境的能力，比如，去同一个地方出差，尽量选择不同的酒店，多接触外界陌生的环境，提高内心的承受力。

总之，不必因短暂的失眠给予自己过多的压力，即使我们真的无法解决进入新环境出现的失眠状况，随着对环境的熟悉，失眠的情况也会慢慢消失。

一到季节交替就睡不好

　　季节交替的时间节点一直是失眠的高发期，尤其是中老年群体，时常会因为天气的突然变化而出现不同程度的睡眠障碍，严重者甚至会影响失眠者正常的工作和生活。该现象主要归咎于季节特征导致人体生理上的变化。

　　为了避免此类情况的发生，我们需要从失眠的根本原因上来寻求预防的办法。引起季节交替性失眠的主要原因在于气候的变化，一般可分为生理和心理两方面的表现。

1. 生理上

　　环境气温突然升高或降低的气候骤变会给人带来生理上的不适感，主要表现为内分泌失调。人体内各种激素的分泌都存在自身的规律，季节变化、昼夜交替、饮食等都属于影响内分泌的因素，在正常情况下，为了适应各种因素的变化，激素反馈系统也会做出相应的调整。一旦某些因素的变化太过突然，原有的激素节律就会被打破，造成内分泌失调，而内分泌失调就是失眠症的一大诱因。

　　比如，在早春时节出现的"气象过敏症"，指的是人体对气候的变化极为敏感，或者身体对天气变化的适应力差导致了内分泌失调，这是一种常见却从未受到人们重视的过敏病症。患有气象过敏症的人很容易在季节交替时节情绪变得抑郁、易激动，以至于出现失眠的症状。国内外研究发现，在一个群体中，超过30%的人会对天气变化出现明显的不适反应，并且其敏感度会随着年龄的增长而提高。

此外，当季节交替、气候变化时，气压随之也会发生变化，空气中气团的摩擦会产生大量的正离子，人体会受这些正离子影响出现神经系统功能失调的现象，导致失眠、易醒等睡眠障碍问题。

2. 心理上

季节的特色会影响人们的心境，产生烦躁、不安、沮丧等情绪，在一定程度上对睡眠产生影响，甚至造成失眠情况的发生。比如，在夏末秋初时节，一些人的情绪会莫名低落，心中郁积着一股愤懑，难以发泄出去，这可能就是人们口中的"悲秋综合征"。

该情绪的产生一般在立秋之后，天气转凉，白天的时间逐渐变短，阳光不再像夏季一样充足，大脑中的分泌腺松果体过度活跃，抑制了能够刺激神经兴奋的甲状腺和肾上腺分泌激素，人就会出现不同程度的消沉，变得多愁善感，这种情绪状态会在入夜后影响人们的睡眠状态和质量。

对于生理因素导致的失眠症状，我们可以通过药物和饮食两方面进行预防和调节。随着年龄的增长，人们体内的激素分泌调节功能会出现一定程度的下降，导致短期内无法适应季节的变化。因此，老年人在出现因季节交替而失眠的症状时，可以按照医生的嘱咐，服用一些调节体内激素水平的药物。

内分泌失调的一部分原因在于季节交替后，没有足够的营养来维持人体正常的生理功能。因此，在换季之后，我们的饮食习惯也要随之进行调整，比如，在春夏交替时，天气逐渐变热，消化系统的功能会下降，消化液的分泌也会减少，加上代谢旺盛，很容易出现脾胃不适、肝火上升等问题，此时也多食用一些木瓜、白萝卜、冬瓜等易消化、消暑利尿的食物；在夏秋交替或秋冬交替时，天气骤然转冷，人体为了御寒需要更多的能量来维持基础体温，此时应多食用一些高热量、高蛋白质的食物，比如，鸡蛋、牛肉、鸡肉等含有优质蛋白的食物。

对于心理因素导致的失眠症状，我们需要保持一个良好的心态来看待失眠，切勿因短暂的失眠而变得焦虑不安，使失眠情况加重。既然无法避免因气候原因导致的情绪变化，就要尝试接纳，认可它们的存在，并尝试每天尽量保持一种愉悦的心情和稳定的情绪，避免经常出现大喜大悲的激动情绪。此外，我们也可以尝试做一些事情让自己快乐起来，比如，多晒太阳，多运动。研究表明，人们在阳光充足的环境下工作和生活，情绪更容易被调动起来，而爬山、游泳、慢跑等运动在增强体质的同时，还能起到舒展身心，调节情绪的作用。

你不是不想睡，你是在"报复性"熬夜

忙了一天，终于可以放松一会儿了。躺在床上，点开手机，刷刷微博，翻翻抖音，追追热剧，还有好看到根本停不下来的小说，游戏也可以再来一局，结果越玩越兴奋……这种情况就属于报复性熬夜。

报复性熬夜，是一种过度的心理补偿。心理学家阿德勒曾说过："当人们因生理或心理问题感到受挫，便会不自觉用其他方式，来弥补这种缺憾，缓解焦虑，减轻内心不安。"白天，大多数人都忙碌于工作、学习，被加班、升学、应酬等层层压力所包围，可供支配的自由时间越来越少。只有到了晚上，夜深人静的时候，人们才会感觉到这是独属于自己的时间和空间。所以，熬夜做自己想做的事，以此来弥补这一天的遗憾。

报复性熬夜，报复的是被剥夺的时间。本质上，是人们在寻找一种时间的"掌控感"。白天由于各种原因，人们不能随心所欲地做自己想做的事情，到了晚上没有其他规则约束，我们会充分享受自由和放松自己。即便没有什么重要的事情做，但是不熬夜就像是吃了大亏一样，千方百计地挤压夜晚的时间去打游戏、追剧等。

熬夜给予的自由，让我们终于能够从忙碌的生活中抽离，休息一下，发泄一下，感受一下真实的自己。这点挤出的时间，就像尼古丁一样让我们欲罢不能。你有没有想过，"只要我不睡，今天就不会过去。"；是不是也想过，"如果能不睡觉就好了，可以多出一倍的时间来！"但长期报复性熬夜，无异于饮鸩止渴。那些报复过的时间，最终都会报复在你的健康上。

经常报复性熬夜，会导致皮肤变差、视力下降、免疫力降低等，诱发多种疾病。而且熬夜熬到最后多半会兴奋得睡不着，甚至会通宵失眠。时间长了，可能会患上"睡眠觉醒时相延迟障碍"。这是一种慢性睡眠紊乱，患者通常晚睡晚起，不能在期望的时间入睡和醒来，生活节奏被打乱。

张涛是一名大四的学生，喜欢熬夜打游戏和看小说，经常凌晨2点才睡觉。因为即将毕业实习，张涛的学习压力越来越大。所以，经常通宵看书导致白天不能按时起床去上课。现在，晚上他书也看不进去了，干脆通宵玩游戏白天睡觉，连续旷课两个星期。张涛一直失眠，很是焦虑，在老师的劝说下去看了医生。经过睡眠检测，医生告诉张涛他是患了睡眠觉醒时相延迟障碍。如果不及时治疗，长此以往，还可能会患上抑郁症。

晚睡晚起，作息混乱，是对我们生物钟的挑战。那么，我们是否可以通过熬夜来改变生物钟呢？

现代睡眠研究之父纳撒尼尔·克莱特曼做了一个实验：让自

己清醒 39 个小时，睡 9 个小时，看是否可以将生物钟调节为每天 48 个小时。连续实行了一周后，克莱特曼始终不能适应新的作息规律，实验以失败告终。

通过实验，克莱特曼发现人体有自己的生物钟，入睡和清醒都有周期。研究发现，早睡早起的人精神压力明显比经常熬夜的人小，精神健康程度更高。

大多数报复性熬夜，源于学习、工作上的压力。我们可以在忙完工作后，来一顿下午茶放松工作上的压力。下午茶可以选择茶类甜品，甜品中的糖分可以让你感到愉悦，绿茶则可以解除困意。

到了晚上，我们要提前洗漱，然后上床酝酿睡意。研究发现，洗脸刷牙对睡眠有促进作用。上床后，我们可以关灯听一会儿书，但是千万不要刷短视频、玩游戏，那样只会让大脑越来越兴奋。

第三章

放下一切，让你
三秒入眠

在一天结束的时候淋浴

在一天结束的时候洗个澡，可以让身体变得清爽舒适，更可以缓解压力、消除疲劳，有效助眠。

一项研究结果表明，洗澡后的体温变化可以刺激褪黑素的分泌，褪黑素分泌越多，睡眠质量越高。物理治疗专家研究发现，当人们的内部器官温度降低时，睡眠质量更好。我们在洗热水澡的时候，体表的温度会升高，血液流通速度加快，就可以降低体内温度。人体内的血液量是一定的，流向体表的增多，流向大脑和其他内脏器官的血液就会相对减少。供血量减少，大脑就会感到疲倦，身体也会做出困倦反应。

当然，淋浴要达到助眠效果，还必须遵循正确的时间和方法。

小林最近一直失眠，他听闻淋浴有助于睡眠，每天下班回家，都会马上去冲个澡，洗掉一身的灰尘和一天的疲累。坚持了一段时间后，小林发现虽然洗澡很舒服，但是自己的睡眠情况并没有得到改善。

这就是因为他的淋浴时间不对，刚下班就淋浴，可以提升体表温度，让我们感到困倦。但是，过段时间后，体表温度就会慢慢恢复至正常水平，身体内部温度慢慢升高，淋浴助眠的效果就会失去。

有的人习惯洗完澡马上睡觉，但并没有明显的助眠效果，这是因为身体降温需要一段时间。洗完澡马上睡觉，身体没有足够的时间降温，必然达不到预期的助眠效果，甚至还打乱了正常的作息，最终加剧失眠程度。

医学研究证实，在睡前1-2个小时内洗热水澡，可以帮助人们早十分钟入睡。因此，我们最好在睡前90分钟左右进行淋浴或泡热水澡，让身体先热起来然后又有充足的时间降温，帮助我们获得更好的睡眠。

那么，怎样才能充分发挥淋浴的助眠效果呢？

（1）时间。一般来说，洗澡时间只要15分钟就可以达到助眠效果，一般不宜超过30分钟。洗澡时间过长，会造成皮肤表面脱水，体力消耗过度，甚至缺氧、休克。

（2）温度：适宜的洗澡水温，可以增加睡前困倦感。一般，冬天保持在40℃左右，夏天保持在37℃左右，以皮肤舒适为准。过高的温度会破坏皮肤的表层油脂，加速皮肤干燥、老化。

（3）方法：洗澡分为淋浴和盆浴两种，淋浴保持在15分钟，盆浴保持在30分钟。泡澡的时候，我们可以放一些松香、薰衣草精油，同时将浴室的灯光调暗，放一首轻缓的音乐，享受这轻松的时刻。当人处在放松的时候，困意自然就会找上门。

冥想到底怎么做才有助于睡眠

数据调查显示，80% 以上的失眠者通过冥想，睡眠质量都得到了一定程度的改善。这是因为冥想可以消除人们 31% 的压力、情绪烦躁和抑郁症状。在冥想的时候，脑电波活动会变慢，让我们进入一个更深层次的放松状态，帮助我们进行意识和情绪的分离。例如，当你因为某件事情倍受压力时，可以通过冥想将自己的感觉与当下的情绪分离开，暂时解放思想摆脱压力，快速入眠。

那么，我们如何进行冥想练习呢？

（1）环境。冥想的环境一定要安静，可以在家里的床或地板上，也可以是安静的草地上。户外的新鲜空气，可以让冥想更顺利进行。

（2）时间。冥想的时间推荐选在清晨或中午，最好是每天的固定时间段进行冥想。一般推荐每天冥想两次，每次 20 分钟。不过如果是初学者，可从每天 5 分钟做起。无论是清晨冥想 10 分钟，还是午休时冥想 5 分钟，最重要的是要坚持下去，直到它成为生活的一部分。

（3）准备。冥想前需要做一个全身的放松准备，以缓解身体各部位的紧张和疲劳，以免在冥想时注意力集中到酸痛的关节上。比如，用几分钟做一些伸展运动，放松肩膀、腰部、腿部，尤其是大腿内侧。

（4）姿势。冥想时，姿势很多，关键是稳定和舒适。

坐姿是最常用的冥想姿势，既安稳又不像卧姿容易睡着。

莲花坐是瑜伽冥想里最具代表性的姿势，先把双腿向前伸直，弯曲左膝，把左脚放在右大腿上。然后，用手把右脚搬起放在左大腿上。但莲花坐对双腿的柔韧性有较高要求。如果莲花坐有难度，尤其是初学者，采用松散的盘腿坐即可。可把臀部垫高，以帮助上身自然挺直。背部轻轻打直，手轻轻地放在大腿上，下巴微收，然后合上双眼，或者微微地向下看，一定要避免肌肉僵硬。若感觉累就靠墙坐或垫垫子，总之要感到舒适。

如果采取侧卧，就让身体右侧躺，双腿伸直，左腿放在右腿上。右手前臂弯曲，使手肘贴地，头置于打开的手掌上。另一种侧卧姿势是将膝盖弯曲，脚后跟向后指向臀部。

如果采取行姿，上身要保持挺直，双手握拳放在腰部，类似武术动作。注意走路要慢，以免注意力无法集中。

（5）手印。冥想常用的手印有七种。

①双手合十手印。双手合十于胸前，双掌之间要留有一定的空间。

②禅那手印。两只手的四指并拢上下交叠，女性右手在上，男性左手在上，两根大拇指相对。

③智慧手印。手掌向上，大拇指和食指指端轻轻贴在一起。

④秦手印。又叫下巴式，手掌心向下，大拇指和食指指端轻轻贴在一起。

⑤开放手印。掌心向上，五根手指放松，呈自然状态轻微弯曲，大拇指与食指保持自然距离。

⑥能量手印。大拇指、无名指和中指轻轻贴在一起，其他手指自然伸展。

⑦生命手印。大拇指、小拇指和无名指相加，其他手指自然伸展。

（6）呼吸。冥想时，我们需要学会控制呼吸，感受身体在呼吸起伏间发生的细微变化。可以采用"7秒吸气，11秒呼气"的形式，即每吸气7秒，就呼气11秒。可以随着呼吸的节奏在心中默念"呼""吸"，把注意力集中在呼吸本身，知道并意识到呼吸，但不要对它进行思考或者判断，比如这次呼吸比上次时间短。

（7）注意力。如果注意力分散了，心中出现了杂念，不要紧张，迅速把它拉回来即可。走神很正常，尤其是冥想初期，脑海中总会不时冒出各种各样的念头和想法，不要放弃，坚持练习，慢慢地内心就会平静下来。冥想的次数多了，注意力也会越来越集中。

（8）感受。把注意力集中到自己的身体上。从内心感受它，从你的双脚开始，到双腿，到腹部，再到双臂，双手，你是否感受到生命的存在？是否能感受到赋予活力的每个细胞的能量？能否感受到你的身体就是一个能量场？你的注意力越集中，对身体细胞活力的感觉就越强烈。

（9）思想。很多人认为，冥想就是什么都不想，让思想进入一个空的状态。其实不是这样的，冥想恰恰是允许和看到"想的内容"。比如，纠缠了你很久的一个问题，如果它一旦出现，你就心烦意乱，然后就下意识地排斥、回避，这并不是冥想的初衷。冥想是当这个问题出现的时候，允许它，看到它。并且去体会这件事出现时，会对你身体的哪个部位带来反应，仔细观察这种反应。然后，问自己是否有办法去解决它，如果没有尝试解决，自己又在担心什么？或者以前采取过什么措施，为何无效？是否还有别的方法？直到思路逐渐清晰。

静而生慧，冥想是让你能看到一个有勇气和智慧的自己。直面内心的痛苦，懂得坦然去面对，冷静地去解决，最终获得内心的清净。此外，在冥想时，我们要避开"拘泥形式"和"过于追求时间"两个错误。拘泥形式，就是盘腿坐在地上，闭上眼睛，什么都不想。结果，不但没有缓解压力，反而记忆力变得越来越差，反应越来越迟钝。过于追求时间，会让身体长期保持一个姿势，导致血液流通不畅，不利于身体健康。

冥想的目的不是控制心灵，而是建立内在力量的平衡，在我们需要专注的时候，平静下来。当一个人变得宁静平和，不刻意，无执念，失眠自然也不能来打扰。

压力大到睡不着？试试情绪释放疗法

每个人都有不良情绪，当它们不断累积，形成巨大的压力，就会导致失眠。我们可以试试情绪释放疗法来清空不良情绪，获得放松。

情绪释放疗法，简称EFT，由心理学家盖瑞·奎格发明，是一种心绪释放技术，可以在几分钟内，让你快速有效地释放掉负面情绪。情绪释放疗法将经络穴位按摩与心理学的能量疗法相结合，达到消除压力和痛苦的目的。

王女士长期因为生活压力而失眠，不但无法集中精力工作，经济出现了很糟糕的状况，而且身体健康也出现了问题。在失眠的困扰下，王女士的工作业绩每况愈下。后来，同事给王女士介绍了"情绪释放疗法"，在每天的敲击治疗下，王女士的身体越来越健康，失眠也逐渐得到改善。

情绪释放疗法共分为八个步骤：

第一步，找到"压力事件"。列举近期让自己头疼、苦恼的事情，并且详细提炼这件事情带来的感受。例如，我今天很伤心，没有胃口吃饭，晚上睡不着觉。

第二步，对"压力事件"进行评估。用0—10之间的数字表示严重程度，0 分就是没有影响，依次递增，10 分表示非常严重。然后，我们可以看下自己苦恼的事情能到达哪个级别。

第三步，拟定宣言。为"压力事件"拟定一个宣言，这个宣言一定要具体。我们可以找到一个固定句式，如"尽管，让我很紧张、愤怒、伤心等，但是我还是依然选择原谅并接受自己。""压力事件"直接填到空白处。例如，尽管明天要考试了，我一点儿信心都没有，让我非常抓狂，但是我全然接受自己。

第四步，重复提示语。接下来，我们就需要一边敲击疼痛点，一边重复 3 遍宣言中的重点部分，例如，"讨厌别人的注视""和某某分手""老板批评了我"……敲击的疼痛点位于手掌内侧多肉的一边，即小拇指与手腕关节的中间部分。敲击 7 次左右。

第五步，敲击穴位，重复提示语。依次敲击眉头、眼尾、眼下、鼻下、下巴、锁骨、腋下和头顶 8 个穴位，一边敲击一边重复提示语。在敲击时，我们必须按照顺序，每个部位敲击 7 次。

第六步，对"压力事件"进行评估。第一轮治疗结束后，我们需要做一个深呼吸，然后查看身体出现了什么变化？在敲击的过程中发生了什么？负面情绪有没有缓解？……然后，用 1-10 的数字表示程度。

第七步，重复动作。一轮治疗结束后，若不舒服的感觉没有改善，我们需要重复进行治疗，直到负面情绪降到 2 以下。这时，宣言可以变成"虽然我还因为这件事情生气，但是我决定让它过去，我不想再留着这些坏情绪了。"

第八步，拟定积极宣言。调节好情绪后，我们要定一个积极的宣言，例如"我现在很轻松""我很自信""非常棒！"……重复几遍，可以帮助自己树立信心。

情绪释放疗法的最终目的是帮助我们找到焦虑、生活压力的源头，适合在睡前进行。当负面情绪被清除，身心放松后，就容易睡着。睡前，我们可以用"选择"代替"应该"，去更积极主动地放下压力。例如，在情绪释放疗法初期我们的宣言可以是"尽管我的压力很大，但是我应该接受自己。"随着治疗的进行，我们可以换种宣言：

"尽管我的压力很大，但是我选择面对它。"

"尽管我的压力很大，但是我选择快乐地放下。"

"尽管我的压力很大，但是我选择用敲击的方法来缓解它。"

……

情绪释放疗法的关键是释放抗拒感。有时候，虽然我们渴望变好，潜意识却在抗拒这种改变。例如，虽然每天努力工作，想让生活变得更好，但是潜意识认为：我不想赚太多钱，这样会让我更辛苦。通过敲击穴位，我们可以克服这些潜意识，摆脱压力，获得一个好的睡眠。

使用情绪释放疗法时，我们必须相信它，并认真去实施。只有这样，才能发挥情绪释放疗法的最大作用，敲开过往创伤与负面情绪，找回内心的平静，安然入眠。

你需要知道的肌肉松弛法

当人们处于失眠状态时，很容易出现肌肉紧张，而肌肉紧张又会导致失眠，从而进入一个恶性循环。芬克博士在《消除神经紧张》一书中，提出了"肌肉放松法"。当我们完完全全放松自己的肌肉时，不会感到一丝一毫的紧张情绪，身心自然处于一个彻底放松的状态，就能轻松入眠。

肌肉放松法主要是通过让我们想象放松和愉快的情景，并辅助言语指导和暗示，来使肌肉得到深度松弛。听起来很复杂，但具体实施起来并不难。

1. 肌肉放松法的练习要点

有系统地按照顺序放松肌肉。一开始先放松面部肌肉、颈、肩和上背部肌肉，然后是胸部、胃部和下背部肌肉，接着是手臂、臀部和小腿肌肉，最后放松整个身体。

2. 肌肉放松法的步骤

准备工作：一个瑜伽垫、宽松的衣服、安静的环境。

第一步，脱下鞋躺在瑜伽垫上，首先收紧脸部肌肉，然后嘴里轻念："面部放松，眼睛放松，嘴巴放松……"，同时放松面部和颈部的肌肉，重复"收紧—放松"的动作。

第二步，轻轻转动头部，同时有意识地收紧颈部肌肉，再放松颈部肌肉，重复"收紧——放松"的动作。

第三步，有意识地收紧肩部肌肉，再放松肩部肌肉，重复"收紧—放松"的动作。

第四步，有意识地收紧左臂肌肉，从肩膀到手指，注意不要把手臂举起来或握紧拳头。然后，同样收紧右臂肌肉。然后，慢慢放松左臂和右臂肌肉，重复"收紧—放松"的动作。

第五步，有意识地收紧胸部和腹部肌肉，然后慢慢放松，重复"收紧—放松"的动作。注意，收紧肌肉的过程中，不要屏住呼吸。

第六步，有意识地收紧右臀肌肉，然后慢慢放松，重复"收紧—放松"的动作。

第七步，有意识地收紧右腿肌肉，从大腿到脚趾，然后慢慢放松，重复"收紧—放松"的动作。

第八步，有意识地收紧左臀肌肉，然后慢慢放松，重复"收紧—放松"的动作。

第九步，有意识地收紧左腿肌肉，从大腿到脚趾，然后慢慢放松，重复"收紧—放松"的动作。

第十步，当肌肉放松下来后，我们就需要将注意力重新放到面部、腹部、胸部、手臂和腿部，直到肌肉深度放松。

练习肌肉放松法时，我们要配合呼吸练习，如吸气时，收紧肌肉；呼气时，放松肌肉。同时，我们还可以想象一些舒适的场景，如蓝天绿地、绿树成荫等，通过场景让自己尽快放松下来。

快速深睡的 478 呼吸法

为了更好地帮助人们入睡，美国亚利桑那州的安德鲁·威尔博士提出了"4-7-8 呼吸法"，被誉为"神经系统天然的镇静剂"，可以在短时间内使人进入睡眠，有利于减轻失眠者的焦虑。

"4-7-8 呼吸法"主要分为三个部分：第一步，尽力呼出肺部的空气，然后用舌头顶住上颚，并保持舌头的位置不动，用鼻吸气，在心中默数 4 个数后，停止吸气；第二步，屏住呼吸，保持憋气状态，在心中默数 7 个数；第三步，用嘴大口呼气，力度甚至可以大到将嘴唇吹动，发出嘶嘶声，同时在心中默数 8 个数。当肺部的空气全部呼出体外后，然后重复以上动作。

威尔博士认为，该方法之所以有效，其原理是通过深吸气和呼气，让更多的氧气进入肺部，增加血液中氧气的含量，起到调节人体副交感神经系统的作用。由于生活压力，现代人总是处于一种紧张的状态，神经系统也会因过度刺激而出现不同程度的紊乱，导致失眠的发生。而交感神经得到放松，能够有效缓解压力，使失眠者平静下来，放松身体。

关于"4-7-8 呼吸法"的练习频率，威尔博士建议失眠者每天至少练习一到两次，持续六至八周，就能够熟练地掌握这一呼吸法，从而能够快速进入睡眠状态。该呼吸法对练习姿势没有具体标准，但要保持后背挺直的姿势。此外，对时间和空间的条件也不做任何要求。通过动作辅助，也能提高"4-7-8 呼吸法"的效果。在进行吸气时，失眠者可以尝试将两只手举起来，跟随吸气的动作举向头顶，并跟随呼气将手缓慢放下。

但失眠者在练习"4-7-8 呼吸法"时，也要注意以下两点，避免因不正确的练习，使呼吸法事倍功半。

1. 执着于吸气和呼气的时间

"4-7-8 呼吸法"的关键在于呼吸，将意念集中到一呼一吸上，清空大脑中的杂念，防止大脑胡思乱想，类似于冥想的状态。失眠者不可过于纠结吸气和呼气的时间，甚至用秒表进行掐算，只需要简单计数即可，保持情绪平稳。

最经典的"数羊"助眠方法之所以难以奏效，就是失眠者过于看重羊的数量。比如，该方法提示数到 3000 只羊后就可成功入眠，失眠者拥有这样一个压力后，会不由自主地思考自己已经数到多少只羊。而大脑的思维规律为一旦集中思考，就会越想越兴奋，越来越精神，导致失眠者始终无法进入睡眠状态。

因此，失眠者在采用"4-7-8 呼吸法"时，关注点应放在自己的呼吸上，切莫因其他因素分散了自己的注意力。

2. 盲目信任该呼吸法

对于失眠者而言，呼吸法也好，冥想法也罢，都只是一种辅助入睡的方式，并不会百分之百帮助失眠者入睡。盲目偏信某类方法，一旦事实并未达到预期效果，就会无端增加内心的焦虑情绪，使失眠者更加难以入睡。

3. 避免情绪波动降低呼吸法入睡效果

呼吸法入睡会在失眠者思想无法集中，或者情绪过于激动时失去应有的效果。当失眠者遭受某种刺激后，情绪会处于激动状态。此时，失眠者的注意力易于分散，不容易控制，呼吸的频率也不会稳定，肾上腺素升高，更不利于入眠。所以，当失眠者继续波动较大时，应先尽量稳定自己的情绪，或者切断情绪来源，方可使用"4-7-8 呼吸法"快速入眠。

这种呼吸法能将注意力从大脑制造的各种想法中一次次拉回当下，随着想法越来越少，专注呼吸的时间也会越来越长，心中的杂念也会越来越少。因想法产生的担忧、恐慌和焦虑也随之消散。人就会自然而然的进入睡眠状态。除了帮助入睡，这种深呼吸的方法还能够在公共演讲、唱歌、表演等情绪紧张的时刻，帮助人们稳定心境，更快地进入状态。

之外，在入睡前尝试打几次哈欠，也可以帮助唤醒身体的睡意，即使当下失眠者并没有睡意，也可通过该动作触发大脑中舒适放松的感觉，有效缓解紧张情绪以及释放压力，让大脑意识到此刻已经到了休息的时间。

不抑制念头也不鼓励念头

人的念头是欲望的外化，也许是对功名利禄等美好事物的贪念，也许是对失败委屈等挫折的嗔恨，比如，幻想成功的未来；臆想美好的生活；希望讨厌的人远离自己等。我们之所以在入睡前会出现各种念头，是因为躺在床上的这段时间是完全属于自己的，不受身边人或事的影响。一旦我们失去对当前意识的控制，思维就会陷入一种迷失的状态。我们试图去睡觉，但大脑总是会不停地涌现出工作或生活中的紧迫和琐碎的事情。

失眠症状的出现可归咎于失眠者对心中杂念的不合理处置，一般来说，大多数人面对入睡前的念头，会选择强行抑制或清理的方式。但哈佛大学心理学教授丹尼尔·威格纳表示，当一个人越是渴望压制某一个念头时，它反而会越挫越勇，我们对思维的控制往往只能使其向相反的方向发展。旧的念头不断延伸，新的念头不断涌现，致使失眠者反复进行思索，难以停止。

此外，对念头构建的美好留恋也是诸多失眠者难以妥善处理杂念的一大因素。失眠者总是在大脑中创造一个又一个场景，重新演绎过去的经历，构思未来的境遇。对于失眠者而言，这些幻想几乎就是真实的感受，只有思维回归当下，失眠者才会意识到所谓念头不过只是假象而已，但这种感觉会给他们留下极为深刻的印象。

那么，失眠者该如何处理入睡前不断涌现的杂念呢？

存在即合理，念头亦是如此。因此，接纳这些念头是失眠者需要做的第一步。不必因没有意义的念头阻碍自己入睡，来苛责自己出现杂念的行为。厌恶与抵制都会将失眠者的注意力集中在这些念头上，成为它不断发展壮大的助力。接受思维的游离，心念的分散，顺其自然，任其自生自灭，才是最好的选择。

对念头的控制在本质上也是一种对抗，同样会加重大脑对念头的关注。除此之外，大多数失眠者对念头的控制过于拘泥形式，希望在最短的时间内清除杂念，以至于杂念未除，焦虑情绪反增。其实，控制的目的在于使自己认清念头，或者说幻想的假象，其核心在于引导，而绝非控制。

英国高僧阿姜布拉姆法师出家前，经常陷入"白日梦"的状态。每当此时，他就会尝试问自己"然后呢？"，然后顺着白日梦的逻辑解读幻想事件的全貌，当漏洞和不足不断出现，白日梦就会自动终止。

我们也可以利用这个方法来摆脱一些情绪纠缠，比如我们因为进入一个新的工作环境而忐忑不安，焦虑不已。就可以问问自己"然后呢？"，尝试去推导后面可能遇到的问题，比如不被新同事接纳，遇到严苛的老板，不断追问下去，发现事情即便再糟糕也不过如此，从而失去幻想的兴趣。

睡前泡脚有讲究

俗话说："养树需护根，养人需护脚。"睡前泡脚已经成为很多人推崇的养生方式，坚持泡脚能够有效促进身体健康，而且在泡脚的过程中还会收获诸多益处。

1. 促进身体的血液循环

由于日常缺乏运动，饮水量少等因素，致使很多人身体的血液循环能力出现了不同程度的下降。而脚部的穴位极多，适当用热水泡脚，能加速局部的血液循环，疏通气血，使足够的营养成分输送到身体各处，满足日常活动需要，有益身体健康。

特别是在秋冬季节，天气转冷，气温降低，很多人会因为寒冷的刺激出现手脚冰凉的症状。泡脚可以利用热传递改善手脚部的血液循环，驱寒保暖。

2. 辅助疾病治疗

泡脚具有活血化瘀，促进新陈代谢的作用，对一些因血液流通不畅造成的疾病具有辅助治疗作用。比如，中风、心脏病、高血压等，最显著的就是下肢动脉硬化和长期慢性心衰，配合内服药物，能够起到事半功倍的效果。

3. 改善睡眠质量

很多人失眠的原因在于压力过大，导致精神紧张，在入睡时无法保持一种轻松的状态。而泡脚能够使人体的末梢神经变得活跃，具有调节内分泌系统和自主神经的作用，同时，还会对大脑皮层进行有效的刺激，使失眠者安神静心，让身体保持放松的状态，快速入睡，缓解失眠症状。

虽然泡脚能够为人们带来诸多好处，但泡脚也有很多讲究，如果不加以注意反而会对身体造成一定的伤害。比如，一些人喜欢在泡脚时使用温度非常高的水，将双脚泡得通红，认为水温越高，效果越好。其实不然，泡脚水的温度应该保持在 40 摄氏度左右，这是因为一方面水温过高，会使双脚的血管过度扩张，人体内的血液更多流向下肢，导致心、脑、肾脏等器官的供血不足，尤其是对一些患有心脑血管疾病的人来说，更是雪上加霜；另一方面，过高的水温会破坏脚部皮肤的皮脂膜，导致皮肤容易出现干燥皲裂等症状。

除了水温之外，我们对泡脚的时间和时机也要提起重视。泡脚的时间是有讲究的，并非泡的时间越长，效果越好。泡脚的时间应把握在 15 分钟至 30 分钟之间，由于人体血液循环加快，心率也会随之加快，泡脚时间过长容易加重心脏负担。而且，大量的血液流向下肢，气血虚弱者会因脑部供血不足而出现头晕，甚至昏厥等症状。尤其是老年人，更要注重泡脚的时间，由于体质较差，老年人长时间泡脚容易诱发其他疾病的出现。

而泡脚的时机选择也尤为重要，泡脚的最佳时机应该在吃完晚饭两小时之后，方为最佳。一些人习惯在饭后泡脚，但这种做法非但不会起到保健作用，还会加重消化系统的负担。在吃完晚饭之后，人体内的血液会向胃部等消化系统集中，如果此时泡脚，由于热水的刺激，本该流向消化系统的血液转而流向下肢，严重影响消化系统的活动，导致消化不良，长此以往，就会因消化吸收不良而导致营养缺乏。

　　先天体弱的人不适合泡脚，因为在泡脚的时候会因热气入体，血液循环加快而使代谢加快，出汗多很容易造成体质虚弱人群出现虚脱、低血压等情况。

　　除此之外，市面上以泡脚养生为噱头的泡脚药包也需要我们提高重视，不能被广告商夸大的效果蒙蔽双眼，不仅无法辅助治疗自身病症，反而患上新的疾病。如有需要，一定要按照医生的叮嘱慎重选择，切不可私自挑选决定。

第四章

物理助眠，打造优质的睡眠环境

会让你做噩梦的家居环境

俗话说："日有所思，夜有所梦。"晚上的梦境与白天的所见所闻和所念所想有着很大的关系。但一个人经常做噩梦，尤其是在某个房间内容易做噩梦，很大程度上与家居环境相关。

卧室的布置对睡眠极为重要，一些不合理的物件，不合理的摆放都将引起我们潜意识的不适，进而刺激我们的神经，产生内容恐怖，令人感到焦虑的梦境。

1. 卧室中的植物过多

盆景和盆栽在日常生活中有诸多的好处，可以净化卧室的空气，使卧室香气弥漫。从科学的角度来讲，过多的植物在晚上进行呼吸作用时，会消耗大量的氧气，使整个卧室中的氧气含量降低，而当大脑的供氧量不足时，人容易做噩梦。

2. 卧室过暗

卧室是休息的场所，保持静谧的氛围并没有错，但暗无天日的环境同样不利于睡眠。卧室在白天需要敞亮，如果卧室的装修老旧、光线昏暗，就很容易在视觉上形成一种落魄的氛围，长此以往，对人的心理极为不利，也容易导致噩梦频生。

3. 床顶有横梁

床顶和沙发顶上都应避开房梁，因为这些地方的房梁会给我们一种压迫感，容易做一些噩梦，甚至出现睡眠瘫痪症，给人一种恐惧的睡眠体验。睡眠瘫痪症是因为睡眠质量差，在睡眠的快速眼动期突然醒来，我们除了呼吸肌和眼肌外，所有的骨骼肌都处于一种极低张力的情况，简单来说，就是意识已经清醒过来，但身体还没有清醒。

4. 周围噪声太多

如果卧室的房间紧邻车站、KTV 等容易产生噪声的地方，很可能因为外界的噪声导致我们无法进入深度睡眠，或者无法入睡，进而产生烦躁焦虑的情绪，入睡后极易引发噩梦。

5. 卧室过于杂乱

卧室中的杂物、脏污太多，也容易引起噩梦。随意摆放的物品会给人在视觉上带来一种烦躁感，影响入睡的心情，而且房间中充满异味也容易刺激人们的神经，产生噩梦。此外，房间中摆放太多的电器，过多的辐射也会对人的睡眠带来不利影响。

6. 灯光过强

虽然人们在睡觉前都会关灯，但如果卧室内的灯光过于明亮刺眼，也容易使自己的精神状况受到影响。如果一个人长期处于这样的卧室环境中，很容易导致难以入睡，或经常做噩梦。

因此，当我们在装修或整理卧室时，一定要尽量避免以上容易导致噩梦的居家环境，以免影响我们的睡眠质量。

睡眠的空间宜小不宜大

卧室的空间对睡眠质量的影响也不容小觑。一般来说，狭小的睡眠空间相较于宽阔的空间能带给我们更好的睡眠体验，因此，对于绝大多数人而言，睡眠的空间宜小不宜大。

对狭小空间的依赖在生活中有很多体现，比如，酒会现场人们所选的位置。酒会往往不设座椅，人们需要站着品酒或闲聊，大多数人会选择现场靠墙或角落的位置停留，很少站在大厅中央社交。这一现象反映出一个心理问题：当一个人处于宽阔环境的中央时，很容易出现紧张、惶恐等情绪。反之，如果置身于一个比较狭窄的空间，就会有一种安全感。

为什么狭小的空间会使人在心理上产生安全感呢？这是因为在生命之初，人的安全感源自母体狭小的子宫，在之后的成长过程中，一个狭小的空间能够让人在潜意识中找到最初的那种安全感。比如，孩子在紧张时会缩进母亲的怀中。

另外，这也是人类进化的结果。在远古时期，原始人为了躲避狂风暴雪等恶劣自然条件的侵害，住进了山洞。在长期的进化过程中，原始人意识到如果自己处于空旷的荒野中，就有被野兽攻击的危险。而在狭小的山洞内，野兽就不会从自己的背后偷袭自己，在山洞中会有更强的安全感。这种狭窄空间的安全感就一直潜伏在人们的潜意识中。

从心理学角度看，一方面空间狭小可以带给人们一种被包围、被保护的感觉。因为空间狭小，周围的一切几乎一眼就可以尽收眼底，自然会产生掌控感，安全感也随之产生；另一方面，狭小空间内物品摆放的数量有限，因此对当下的环境较为熟悉，能够随时掌握所出现的一切情况，在心理上免受外界的干扰，给人一种归属感，进而产生安全感。而大的睡眠空间会因其空旷、黑暗、未知等给人带来一种不确定感，进而使人产生紧张的情绪，潜意识因为恐惧当前的环境，从而影响睡眠质量。

此外，关于睡眠空间的大小，有人提出了一个"空调理论"对前后两者的优劣进行辩证：在一个大约十平方米的卧室中，安装一台 1.3 匹的空调机，在制冷半个小时后，整个房间的温度出现明显下降，而空调机也可以停止工作一段时间。由于空间小，空调所散发的能量在当下的空间内很快就会达到饱和，可一旦将它放置在一间 40 平方米的卧室内，就会显得格外吃力。空间越大，达到保护所需的能量也就越多，尽管空调一刻不停地制冷，卧室内的温度也很难达到预期。如果需要改变这一情况，我们需要加大空调的功率，或者多安装几台空调。而对于人而言，自身也是一个能量体，需要发光发热，空间越大的卧室越消耗人的能量，因此，卧室空间的大小应与居住人数成正比，减少能量的消耗。一旦身体能量消耗过多，睡眠质量也就随之下降，导致第二天起床无精打采，影响工作激情，灵感的产生以及决策能力。

因此，我们在挑选卧室时，一定要选择一个空间较小的房间，尤其是对于一些神经敏感的人而言，小空间有助于提升睡眠质量。但是，睡眠空间也不可太过狭小，太小会带给人一种压迫感，比如，卧室中只能放下一张床，过于紧凑同样不利于睡眠。其实，现代科学研究表明，卧室的面积在15平方米左右更利于人们与周围的环境相通相融，达到休养生息的目的。

如果当下的卧室空间较大，超过20平方米，我们可以尝试利用隔断墙、家具等方法切割卧室空间。比如，将整个卧室分为三个部分，休息区、书房、衣帽间。由于隔断墙是一种非功能建筑，在材料选择上，实木、板材或石膏等材料都要进行严格的挑选和加工，使其在形象和颜色上与整个卧室的装修相吻合，给人一种舒适感。而家具切割则显得更为简单些，可以将衣柜和书桌等家具组合起来，起到隔断墙的作用，同样应避免摆放位置不合适出现的违和感。

有了合适的睡眠空间，再学会一些提高睡眠质量的小技巧，更能保证夜晚睡觉时的安稳。

（1）在床头放杯水，醒来后如果觉得口渴就能有水喝。

（2）床头柜放置一盏很容易打开的台灯。

（3）不要开着电热毯睡觉。

（4）在客厅开一盏夜灯。

房间颜色和睡眠的关系

美国睡眠医学会的成员黛博拉·博内特，多年来一直从事着环境对失眠效果的影响的研究，她认为人在进入深度睡眠之前存在一个预备阶段，在这个阶段内身体会将外界环境、自身生物钟以及当前的昼夜周期三者协调起来，共同作用于睡眠。而睡眠环境的色彩就是其中之一，这就意味着睡眠质量也受卧室颜色的影响。

在心理学上，不同的色彩会对人的心理产生不同的效果。色彩一般分为两类：暖色系和冷色系。

暖色系以红色、橙色、黄色为主，能够给人带来一种热烈、兴奋的心理体验。在卧室主色的选择中，该色系往往不利于人们的睡眠。由于红色、黄色等暖色的视觉冲击太过霸道，会让人长时间保持一种紧张感，促使血压上升，以至于睡觉的过程中无法完全放松下来，而且，其他暖色系色彩虽然没有像黄色一样的强烈视觉感，却也容易让人们产生视觉疲劳。

冷色系一般以青色、绿色、蓝色为主，色彩整体的饱和度和明度相对较低，给人一种清淡、典雅的心理体验，有利于放松和睡眠。比如，绿色是大自然的颜色，其中苹果绿、风铃草绿等柔和的颜色能够让人在烦躁时平静内心，舒缓内心的负能量波动。其中，蓝色被认为是最适合睡眠的色彩，具有镇静、安神和降压的作用。

　　一项研究表明，在蓝色卧室中睡觉的人往往更容易获得最佳的休息体验，并在醒来时保持好心情。该研究由英国"旅行者"酒店开展，通过对英国两千多个家庭进行调查分析，得出的色彩对睡眠质量影响的结论。研究人员在分析中发现，在以蓝色、绿色等冷色系为主色的卧室中休息的人，一般能得到最佳的睡眠效果，而在以黄色等暖色系为主色的卧室中，其睡眠效果会降低20%左右。

　　英国爱丁堡的睡眠专家克里斯·伊德兹科夫斯基认为，造成该结果的原因在于人体眼睛的视网膜区域存在一些被称之为神经节细胞的受体，其对蓝色尤为敏感。这些受体会将视网膜捕捉的信息传递到控制时间节律的大脑深层区域，并影响人们当天的行为与感受，对睡眠与睡醒之间的作用极为重要。

　　但是，并非所有的冷色系都能够起到助眠的作用。比如，属于中性偏冷色调的紫色，色彩饱和度不太高，却是由红色与蓝色化合而成，是一种极佳的刺激色彩。"旅行者"研究项目中，研究人员发现长期在紫色卧室中休息的英国人，每天平均睡眠的时间大概只有6个小时左右。他们表示，紫色会刺激人的神经，使人在忙碌一天之后难以更好的入睡。

　　"色彩疗法与整体室内设计"顾问苏西·夏兹阿里表示："卧

室装饰影响你每晚的睡眠质量。尽管许多人认为紫色使卧室产生一种豪华感，但这种颜色会减少你的睡眠时间。睡在紫色房间里，更有可能使人做非常逼真的梦，甚至是噩梦，结果使你在第二天一早感到疲乏。"

此外，棕色、灰色等色彩的压抑气氛太过浓烈，是两种最不受人们喜欢的卧室颜色。前者可使人每晚获得的平均睡眠时间不到 6 个小时，而后者的平均睡眠时间也只有 6 个小时。

总的来说，无论是暖色，还是冷色，饱和度太高或者反差太大的色调都不利于睡眠，因此，卧室的色彩搭配应以饱和度低一些的暖色和中性色调为主。通常来说，卧室的主要色彩是由墙体、地面、天花板、窗帘、床罩等几大块色彩构成，其中墙体、地面和天花板作为房间的主色调，要做到协调统一，在窗帘、床罩等方面选择能够调和的辅助色彩。

比如，卧室的主色选择中性色，以米黄色作为颜色基调，能够营造一种温馨素雅感，有利于制造放松的睡眠气氛；家具和窗帘选择淡绿色或青色，虽然在空间上看上去有些冷，却能够起到很强的镇静作用，易于使人内心安定；床罩等床上物品可选择蓝色，如静谧蓝，起到消除紧张情绪的作用，而且将蓝色作为房间的主色，还能使房间在视觉上更为宽阔。

色彩的搭配因人而异，但卧室中要尽量避免一些过于刺激的色彩、夸张的图案。虽然卧室作为私人场所，每个人都有不同的偏好，但还是要注意保证睡眠质量。

灯光如何布置，睡眠质量才有提高

卧室作为放松身心的主要休息场所，其布置很重要，而在众多布置中，灯光的选择最为关键，甚至直接关系到我们的睡眠质量。因此，在装修设计时，我们一定要格外重视灯光的布置。

关于卧室灯具的选择，需遵循功能性、美观性、协调性和安全性四种原则。

1. 功能性原则

该原则指灯具的类型。卧室的灯具根据安装方式可分为吊灯、壁灯、吸顶灯、台灯等，根据光源可分为节能灯、荧光灯、LED 灯等，可以根据个人需求挑选合适的灯具。对于不同使用功能的房间，所选择的灯具的款式也就不同，比如，卧室的灯具不能太刺眼，一方面灯光直射会对视力造成一定的伤害，另一方面也会影响一个人的情绪。而台灯之所以能够成为卧室中最常见的灯具，除了它有效地避免了灯光的直射，还因为其款式的多样性，使人们可以根据自身的爱好来选择自己喜欢的类型。

2. 美观性原则

该原则指灯具的遮光性。人们的眼睛对亮光的刺激极为敏感，入睡前的强光刺激会削弱人们的睡意。因此，卧室的灯具需要选择遮光性良好，不给人强烈视觉刺激的灯具，柔和的灯光能够使人们的身体更快进入一个放松的睡前状态。同时，灯光的颜色带来的影响也不容小觑，其中暖黄色的灯光更利于我们入睡。暖黄色的灯光会带给人们一种舒适的感觉，营造一种温馨安全的氛围，在这种灯光的影响下，人们的思想和意识会随着困意而变得模糊，进而入睡。在一些优秀的卧室装修中，大多数设计师基本上都会采用暖黄色的灯光。如果我们在卧室中已经安装了具备照明作用的白炽灯，可以考虑为其安装暖黄色或米黄色的灯罩，这对我们的睡眠是非常有利的。

3. 协调性原则

该原则指卧室中灯具的风格和数量要协调。一方面灯具装饰一定要与整个卧室的风格相一致，另一方面多盏灯具的色彩和款式尽量选择同一标准。另外，在床头安装壁灯，或者小型射灯、筒灯等装饰性照明，以降低卧室内部光反差。

但灯具的数量并非越多越好，而需要以卧室的面积为基础，选择合适的数量。

当卧室的面积小于 10 平方米时，一般选择两个灯具作为卧室照明之用，其中一盏白炽灯吊装在卧室中央的天花板上。另外一盏可以选择壁灯，悬挂在床头一臂左右的位置，也可以选择台灯，放置在床头柜上。两者安装的位置对我们来说都是最为舒适的。

当卧室的面积大于 10 平方米时，一般可以选择 4 到 5 盏灯具，除了主要照明作用的中央白炽灯，还可以在卧室天花板的四个角落分别安装一个筒灯或射灯，再在床头柜或墙壁上安装一只台灯或壁灯，让灯光变幻自然，起到明暗过渡的作用。

当卧室面积增加之后建议安装筒灯或者射灯，一是可以给卧室制造温馨安逸的氛围；二是可节能环保、耗电量小；三是便于清理和打扫。

4. 安全性原则

该原则指避免灯具对人的潜在伤害。卧室的吊灯不要安装在床的上方，壁灯也要避开床头的正上方，避免因固定工具老化导致坠落砸伤正在休息的人。同时，台灯、壁灯等生活中可能存在身体接触的灯具应尽量选择外观平滑的灯罩，避免锐角划破衣物或皮肤。儿童卧室灯光的选择，应避免与日常生活、学习环境具有强大反差的灯光，以保护孩子的视力正常发育。

卧室中，过强、过多、变化多端的灯光都是影响人们睡眠质量的因素，因此，选择合适的灯具数量、灯光及安装位置不仅能够为人们提供安眠的柔和光线，还能通过灯光因素来缓解日常工作和生活的压力。

每一间让你秒睡的卧室，都是精心规划的结果。除了灯光和自然光，反射光线也会影响卧室的明暗度。墙壁上使用米白、奶白、浅蓝、浅灰等色调会比墙壁上使用明亮的白色产生更温暖的效果。总之，只要控制好色温亮度，很难在灯光的舒适度上踩坑。

选对卧具，才能拥有舒适睡眠

卧室中与睡眠相关的床、枕头、被褥等卧具是保证睡眠质量的重要条件，它们的选择和使用是否得当直接决定人们能否拥有一个舒适的睡眠。因此，对于所有失眠者而言，卧具的重要性不言而喻。

1. 床

从北方的火炕到南方的藤床，从婴儿的摇篮到老人的躺椅，床的种类不计其数。但针对睡眠需求，我们需要从高度、大小、软硬三方面进行选择。

一般来说，床的高度略高于人们的膝盖为最佳，大约为40至50厘米。如果床过高，在睡眠过程中容易使人产生紧张感，从而影响睡眠质量；如果床铺过低，沉积在低空中的灰尘和二氧化碳会对人的正常呼吸产生影响。

关于床的尺寸需要我们根据卧室的布局决定，但一定要比入睡者的卧睡面积大。一般来说，床的长度一定要比入睡者长20到30厘米，宽度比入睡者宽40到50厘米，床的面积大，有利于自由翻身，筋骨舒展，有利于气血流通。如果床的尺寸过小，会使人们在入睡时下意识产生一种紧张感，担心自己在睡觉过程中掉下去。

　　一些人在挑选床垫时，会更倾向于柔软、弹性好的，但过于柔软的床是不利于睡眠的，由于过于柔软无法支撑人的体重，导致身体大幅度下沉，增加翻身的难度，妨碍睡眠行为的自然进行。最重要的是，人在仰睡时，受力最大的是腰部，当人躺在柔软的床垫上，腰部因为没有着力点而下沉，加大了腰部的受力。同时，也会导致深陷床垫中的肌肉得不到有效的放松，容易产生疲乏感，同时腹腔内的脏器也会因下沉积压在一起，得不到应有的休息。

　　因此，选择软硬适度的床垫为最佳，如果对舒适度有一定要求，体重过大的人应选择较硬的床垫，体重较轻的人则可以选择较为柔软的床垫。

2. 枕头

　　现代医学研究认为枕头的高度应稍微低于肩膀到同侧颈部距离，以人体的第七个颈椎排列的生理曲线而定，大约为颈部上仰6 至 8 厘米。枕头过高容易妨碍头部的血液循环，造成缺氧、打鼾和落枕，过低则容易导致头部充血，造成眼睑和脸部浮肿。

　　此外，枕头的柔软度也是影响睡眠的一大因素。枕头太硬会使人体与枕头接触部位压强增大，容易导致颈部或头部的不适；枕头太软无法维持其正常的高度，使头部或颈部得不到支撑，容易产生肌肉疲劳和损伤。

3. 被子

被子的主要作用在于抵御寒气，保护内脏。市面上比较常见的几种被子及优缺点如下所示：

种类	主要填充物	优点	缺点
棉被	棉花	1.保暖性较好； 2.价格适中； 3.普适性强	棉被的保暖性随填充物的量而增加，棉花冬被较为厚重，容易给人带来压迫感
羽绒被	羽绒、羽毛	1.重量轻、柔软、蓬松度较高； 2.吸湿排汗功能较强； 3.保暖性强	1.在干燥季节容易产生静电； 2.抗虫蛀、抗霉变性能差； 3.不适用于对羽绒过敏者； 4.价格昂贵
蚕丝被	蚕丝	1.亲肤性最佳； 2.吸湿透气性强； 3.防螨抗菌性良好，适用于过敏体质人群	1.蓬松度较差； 2.抗虫蛀、抗霉变性能差
羊毛、羊绒被	羊毛、羊绒	1.亲肤性好； 2.蓬松度高，吸湿排湿能力较好； 3.天然阻燃，安全可靠	1.容易受潮； 2.抗虫蛀、抗霉变性能差； 3.不适用于对羊毛过敏者

常见被子的优缺点

种类	主要填充物	优点	缺点
化纤被	聚酯纤维 改性纤维	1.价格低； 2.耐皱性、耐摩擦性强； 3.蓬松度高，不易虫蛀发霉	1.吸湿排汗性能较差； 2.在干燥季节容易产生静电，亲肤性较差

综上所述，从保暖、舒适性等诸多性能来考虑，羽绒被为最佳，但由于其价格过于昂贵，我们可以选择性价比较高的蚕丝被。我们还要注意的是被子的尺寸宜大不宜小，被子宽大利于翻身。此外，科学测试显示，当被子所保持的温度为33摄氏度时，人体感受最舒适，所以被子的薄厚也应跟随天气的变化而调整，避免过热或过冷影响睡眠质量。

4. 睡衣

在睡眠过程中，身体的肌肉彻底放松，才能达到缓解疲劳恢复体力的效果。因此，睡衣的选择应从款式、尺寸、材质三方面入手。睡衣以无领无扣为最佳，在使颈部、胸部、腰部得到放松的同时，避免搁到硬物导致的不适。睡衣宽大，具有一定长度，可以在睡眠过程中覆盖四肢，免受风寒入侵。睡衣的材质以天然织品为最佳，秋冬两季选择棉绒料，春夏两季选择丝绸、薄纱，以吸汗性强、透气性好为主要原则。

营造舒适的睡眠温度

想必很多人都拥有半夜被热醒或冻醒的经历，这是由于不合适的温度对睡眠产生了干扰。除了极端的温度外，细微的温度变化在一定程度上也会影响人们的睡眠质量。根据神经生理学家奥斯卡·桑斯介绍，人的体温并不是一成不变的，而是会根据下丘脑的控制呈现周期性变化，在夜间入睡时下降，在白天清醒时上升。在夜间入睡时，核心体温下降会帮助人们入睡。如果当下的环境不适合睡眠，就需要通过身体的调节机制进行调节，从而消耗更多的能量，进而影响睡眠质量。

1. 温度过高对睡眠的影响

《生理人类学杂志》刊登过一篇关于温度对睡眠产生影响的文章，其中提道："在现实情况下，如果人们在睡觉时盖上被子并穿着睡衣，无论对于年轻人还是老年人，他们的睡眠在热接触而非冷接触时受到的干扰更大。"简单来说，就是高温与低温相比，更容易降低人们的睡眠质量。

一般来说，在温度较高的环境中，人们入睡所需时间较长。在这个过程中，身体通过排出汗液降低皮肤温度，但核心体温的降低依然会受到抑制，从而导致清醒的时间增加，深度睡眠时间减少。尤其是湿热环境，潮湿的环境会抑制汗液蒸发，导致皮肤长时间处于湿润状态，无法有效降低皮肤温度，睡眠质量就会受到严重干扰。另外，如果高温或湿热环境出现在入睡阶段，它的影响要远远大于睡眠中期或后期。尤其是耐热性已经变得极差的老年人，出现睡眠障碍的概率更高，因为他们很容易在睡梦中被轻微的温度上升所干扰。

2. 温度过低对睡眠的影响

在现实生活中，温度降低并不会对人们产生太大的影响，因为几乎所有人都会下意识通过衣物或床上用品来抵抗低温。

低温干扰睡眠的核心在于对心脏的刺激。人的正常体温，是通过机体调节产热和散热的动态平衡来实现的，这也是心脏活动在冬季会达到高峰的原因之一。根据不完全统计，冬季是缺血性心脏病的高发期，大多数发病时机都是在睡梦中，与卧室的温度息息相关。

过高和过低的温度都不好，那么，最合适的睡眠温度是多少呢？

环境令人体感到最舒服的温度范围为 18 摄氏度到 23 摄氏度，但这却不是睡眠所需的最佳温度。在一项睡眠温度实验中，一位参与者躺在尼龙织带的床上裸睡，且不盖任何东西。在参与者安稳入睡的情况下，随着周围环境温度的改变，并结合参与者的睡眠质量得出最终的结论：当室内温度为 21 摄氏度时，睡眠遭受的干扰是最大的。该实验还是建立在忽略大多数人睡眠习惯的情况下，比如，穿睡衣，盖被子等。

从神经疾病学和睡眠医学的角度来分析，在温度低于通常认为的舒适温度的房间内入睡，能够获得最佳的睡眠效果。国际知名睡眠专家、神经疾病专家克里斯托弗·温特表示，对于睡眠而言，最理想的温度是 15 摄氏度至 19 摄氏度，而低于 12 摄氏度或高于 21 摄氏度都是不利于睡眠的。

因此，睡觉时卧室的温度应保持相对清凉，而不是始终保持让人在清醒状态下最舒服的温度。如果室内温度过高或过低，在入睡前，我们可以提前一个小时通过调节空调温度或其他方式，将室内的温度降下来。当然，最佳的睡眠温度也是因人而异的，但在一个凉爽的卧室环境中，盖上一个薄毯，一般就足以维持皮肤的温度，在感觉舒适的同时又能够获得最佳的睡眠效果。

身体、被子、室温三个因素在夜晚持续不断地进行着热交换，达到微妙的"散热平衡"，使我们的核心部位始终维持在最适合睡眠的舒适温度。所以，选一床吸湿、透气、保暖性好的被子，制造一个温暖舒适的室内温度，再放松身体，平和心态，更高睡眠的质量闭眼就来。

如何减轻噪声对睡眠的干扰

相关研究表明，长时间的噪声会加快深度睡眠阶段到浅睡眠阶段的转化，使深度睡眠时间减少，降低睡眠质量，尤其是突如其来的噪声。

一般来说，由于个体的抗干扰能力不同，40分贝（一只蚊子飞过的声音）的连续噪声可使10%的人群睡眠质量受到影响，70分贝（身处闹市听到的声音）可影响超过半数的人群，而突发的噪声，一旦超过60分贝可使绝大多数人从睡梦中惊醒。

噪声影响睡眠一方面是因为外界声音超过了听觉系统所能承受的范围，使神经受到损伤；另一方面也和自身原因有关，如思虑过多、精神紧张、心里烦躁，就会引起听力敏感，平时不在意的声音也会被转换成噪声。这种因紧张或焦虑情绪导致神经过于敏感，进而扩大外在声音的现象，被称之为心理噪声。噪声的来源虽然来自外界，但对人体带来的干扰效果却是人的心理因素所导致的，我们越是在意外界的声响，就越觉得它对我们产生了干扰，就越会感到不安，其对注意力的分散作用也就越强。同时，我们所采取的一些规避手段还会强化对这些声音的敏感度和反感。此时，并不是外界的声音让我们难以入睡，而是内心的烦躁情绪在时刻影响着我们。

也就是说，当我们认为周围的噪声影响了我们的睡眠，越是关注噪声，就越容易感到不安，进而更加难以入睡。如果我们的注意力并未放在外界的声音上，这种由内心情绪引起的心理噪声就不会对我们产生影响。

预期、暗示等心理因素也决定了噪声对我们的影响程度。在一项实验中，实验参与者被分为四组，前三组分别被告知噪声对工作表现的影响分别是降低、促进、有时降低有时促进，而第四组并没有接到任何提醒。

在实验过程中，实验者将不同强度的噪声播放给参与者，结果显示：被告知噪声对工作表现具有促进作用的实验组表现最好，而被告知噪声具有降低工作效率的一组表现最差。因此说明，有时候心理因素的作用往往比噪声本身带来的影响要大。

想要克服噪声对自己的影响，关键在于调节自己的情绪，比如，闭上眼睛，做几个深呼吸，忽略外界干扰。这样，既缓解了内心对外界干扰的反感，又可以趁机休息一下。此外，我们还可以尝试将注意力从外界干扰源上转移到其他地方。一旦我们的注意力被转移，就会淡化周围所谓"带来干扰"的声音。就像在除夕之夜，我们的注意力一直集中在春节晚会上，尽管外界的爆竹声震耳欲聋、连绵不断，却不会对我们造成太大干扰。除了自身因素，还可以通过改善外界条件的方式来消除和降低噪声。

1. 与制造噪声的一方进行沟通

当我们受到外界噪声干扰后，可以尝试与噪声制造者进行沟通，让他意识到自己的行为已经给我们带来了生活上的不便，争取对方的理解，从根源上解决噪声，换来比较持久的安宁环境。

2. 隔音设备

假如噪声的来源不可避免，或者我们的能力不足以解决噪声产生的问题，也可以尝试通过使用一些隔音设备来降低噪声对我们的影响。

（1）佩戴抗噪声耳塞，由特殊材料制成的耳塞，可降低声音的强度和分贝，居家使用能有效降低噪声的影响；

（2）建立隔音环境，房间的门缝和窗缝是噪声的进入点，一般来说，外界的各种噪声往往是通过该渠道进入到卧室中的。我们可以将这些地方用遮音的胶条密封起来，并定期检查和更换。此外，我们也可以选择隔音窗帘、隔音棉来隔绝外界的噪声。

（3）对于房间内部的噪声，我们可以在空调、冰箱等电器下放置防震胶垫来减少电器运转产生的震动，在地板或楼梯上铺设软木垫和织物地毯，减少走动、跑跳时的噪声。

卧室内隔绝噪声的措施有助于打造安静、舒适的睡眠环境，使人们在入睡和睡眠过程中免受外界噪声干扰，提高睡眠质量。另外，在隔绝外部大多数噪声的同时，还要避免白天休息过多，导致夜晚精力旺盛，进而对声音变得敏感。

第五章

运动助眠，选对时间和方式是关键

为什么健身越累越失眠

在传统认知中，当身体消耗大量能量后，身体更容易感到疲惫，睡眠会越好。可实际情况是，一些人在健身后却出现了失眠的症状，而且强度越高，越难以入睡。

健身失眠的主要原因在于频繁或强度过高的运动。在运动的过程中，身体的运动神经会处于一种极度兴奋的状态，体现在皮肤和骨骼肌等运动系统上。该系统的过度兴奋会提高基础的代谢速率，让人体的内部环境处于一种不平衡的状态，从而导致失眠。如果在入睡前的一段时间内进行了剧烈的运动，肾上腺激素的分泌会加快，精神变得异常高涨，大脑中枢神经处于亢奋状态，也会导致失眠情况的发生。

运动后身体内的酸性物质含量提高以及水分不足，也是失眠的一部分原因。一些男性为了更快减脂、增肌经常会选择超出自身负荷的运动量进行锻炼，导致身体内产生大量的酸性代谢物质，一旦此类物质未能及时排出体外，就会在入睡后产生酸痛感，从而使人更容易被惊醒或睡眠质量变差。同时，剧烈运动会流失大量的水分，如果不能及时补充水分和电解质，就会使肌肉长时间处于紧张的状态，不利于入睡。

由于健身时身体内的能量消耗巨大，在健身结束后，无论是因为减重不摄入食物，还是因为饥饿感摄入食物过度，一定程度上都会影响到自身的睡眠质量。

健身后的失眠，不仅会出现黑眼圈、皮肤松弛等表象问题，还会带来一系列潜在的机体损伤，比如，影响健身后的肌肉修复和再生，因为睡眠过程是体内分泌生长激素最旺盛的时期。

实际上，健身导致失眠只是一个伪命题，问题的关键在于健身的时机和方式不适宜，以及健身后自身疲劳没能及时得到缓解。那么，我们该如何应对健身后的失眠呢？

1. 健身结束后放松身心

如果健身的强度过大，可以在健身结束后花费 10 分钟时间做一些拉伸运动，让身体各部位的肌肉得到有效放松，同时也使亢奋的情绪得到缓解，内心平静下来。此外，也可以通过洗热水澡放松身心，在健身结束半个小时后进行洗浴，水温控制在 37 摄氏度。

2. 按摩头部和腰部

按摩能够有效舒缓身体肌肉和神经，使全身的经脉得到调和。按摩太阳穴和风池穴可缓解大脑皮层和中枢神经的兴奋，促进睡眠。将手掌搓热，在腰部两侧进行摩擦，使其局部出现温热感，可以起到益肾固本，定神安眠的作用。

3. 调整健身的时长、频率和强度

由于工作和学习的原因，大多数人只有晚上才有健身的时间，为了更好地休息，我们可以将锻炼的时间稍微提前一点儿，避免锻炼得晚，结束得也晚。在正常情况下，每周健身的次数应不超过四次，运动的时间应控制在 40 ～ 60 分钟。同时，健身强度的选择需要根据自身情况而定，即使希望在短期内减脂或塑形，也不必训练过度，以免影响到晚上的休息。

4. 拒绝食用氮泵类补剂

经常锻炼的人会食用一些氮泵类的健身补剂，以提高健身效果，这些补剂中的咖啡因含量较高，咖啡因会使人体的中枢神经变得兴奋，训练的状态也会变得更好。但当健身结束后，咖啡因的效用尚未退去时，就会影响睡眠。

对于健身训练而言，建议大家一定要端正态度，在合适的时间段去做这件事。如果精神状态不好，再增加消耗体力的锻炼，反而会因为盲目、过度健身而被失眠所困扰。

肌肉和体能，从来都不是在训练过程中增长的，训练只是个消耗过程，增长反而是在训练之外的时间完成的，如饮食、休息。所以，充足的睡眠，是一个人精力的基本保证，适度的消耗和时长也是健身的原则。

有氧运动每天锻炼多久最适宜

运动强度比较低，耗能小，氧气有时间被输送到组织细胞中，身体内的营养得到了充分的氧化，满足运动的能量需要，这样的运动就是有氧运动。合理的有氧运动有助于提高人们的睡眠质量，治疗失眠。

史丹佛大学医学院针对运动与睡眠质量的关系进行了一项实验，55 位年龄超过 55 岁的失眠患者参与实验，而在此之前，这些老人都没有日常运动的习惯。他们被分为两组，第一组按照日常的生活作息进行生活，另一组则在每周需要完成 3 至 4 次的有氧运动，运动时长为 30 分钟。实验之初，两组的睡眠情况并未出现较大差异，但一段时间之后，长期坚持有氧运动的一组，无论是睡眠质量，还是睡眠时长，都得到了显著的提升，并且白天困倦、精神不振的情况也得到了有效的缓解。

为了得到更加严谨的数据，研究人员扩大了实验规模，邀请了年龄在 18 岁至 85 岁之间的 2600 多人参与实验。结果发现：一个人每周进行 150 分钟左右的有氧运动，能够有效提升 65% 的睡眠质量，并在白天感觉精力充沛。

有氧运动之所以可以改善睡眠，涉及的因素有很多，其中最主要的原因有以下三个。

其一是运动本身。长时间的有氧运动会消耗身体内的能量，导致疲惫感出现，而大脑对身体疲惫感的正常生理反应为增加深度睡眠的时间。美国斯坦福大学在一项研究中让实验者每天进行一次时长为30分钟的有氧运动，四个月之后，实验者们的平均睡眠时间增加了一个小时。

研究发现在有氧运动过程中，身体内的脏器、肌肉和关节都得到了有效的锻炼和放松，并在运动结束之后获得了适度的疲惫感，有利于帮助人们更快、更好地进入到深层睡眠的状态。

其二是运动与核心体温的关系。运动，尤其是有氧运动，能够显著提升一个人的体温，使其保持在一个较高的水平，并延缓体温下降的时间，使人在白天精力充沛，身体更有活力。在提高核心体温的同时，有氧运动又可以规避体温节律曲线的扁平化，当体温下降时，就会比以往下降得更快、更低。当核心体温降低时，人就容易感到困倦，也就更容易入睡。

其三是运动与压力的关系。压力感和紧张感是一些人失眠或者睡眠质量差的主要原因之一，而运动能够有效缓解自身的压力和紧张情绪，使心情变得平和。在健身房中，很多人在进行力量训练时经常会发出吼叫声，没有经历过力量训练的人往往很难理解这种行为。一两声适度的嘶吼，不仅可以在训练之前振奋精神、释放自己的情绪和压力，还可以成为完成当前训练的助力，或者在结束后获得精神上的成就感和愉悦感。室外的有氧运动也同样可以缓解压力，例如，跑步、骑车、爬山等。美国医学会通过研究证明，有氧运动可以缓解日常生活中积累的负面情绪，降低抑郁症的患病概率，同时提高睡眠质量。

对于一些日常拥有运动习惯的人而言，除非出现较为严重的睡眠障碍，否则不必改变自己所坚持的运动。而日常缺乏运动的人，可以从一些简单的有氧运动开始练习，比如，散步、慢跑等。建议有氧运动的频率每周 3 至 5 次，每次保持在一个小时左右即可。

睡眠专家表示有氧运动所持续的时间要比运动的强度更重要，过于激烈的运动，会导致肾上腺素大量分泌，使心跳加速、血压升高，身体处于亢奋状态，反而导致失眠症状产生。在运动后心率超过每分钟 120 次，就属于剧烈运动，主要依据失眠者自身的心肺能力来界定。

除此之外，盲目运动非但无法提高睡眠质量，反而会适得其反。有氧运动也要保持一个良好的度，一方面不可因失眠症状严重或睡眠质量差而单纯寄希望于运动改善，而导致训练过度，疲惫不堪；另一方面有氧运动的时间应与入睡时间拉开超过两小时的间隔，避免入睡前过度兴奋。

至于何时进行有氧运动，关键在于人们的生活方式。无论早晨、下午，还是晚上，只有进行合理的有氧运动，都不会对睡眠带来任何负面影响。人们可以尝试在不同的时间节点进行运动锻炼，找到让自己感觉最舒适的时间，并养成规律的习惯。

适合睡前做的拉伸运动

我们常说的睡前不宜运动，否则不容易入睡，说的是强度较大的剧烈运动。一项研究发现，在睡前 90 分钟或 60 分钟做 1 小时的中等强度运动并不会使入睡变得困难，也不会降低睡眠质量。美国南卡罗来纳大学研究人员就认为：睡前运动事实上能减少焦虑情绪，促进睡眠。

工作或者学习了一天，身体疲惫又僵硬，通过拉伸运动不仅可以放松肌肉，缓解颈部、背部和腰部的酸痛，更可以促进血液循环，让身心过渡到有利于睡眠的状态。

准备一张瑜伽垫。

1. 第一个动作

（1）盘膝而坐，将右腿叠放在左腿上，保持身体挺直；

（2）低头，伸出左手抓住右手手肘轻轻向身体左侧用力；

（3）同时，身体向左侧稍转，感受腿部、侧腰及手臂的肌肉拉伸，保持 15 秒；

（4）然后调整坐姿，将左腿叠放在右腿上，重复以上动作。

2. 第二个动作

（1）坐在瑜伽垫上，双脚的脚底相贴合，双腿尽量向两边打开，挺直背部；

（2）双手可置于身后撑住身体，感受双腿内侧的拉伸；

（3）如果感觉难度较小，可以在拉伸的过程中，将身体慢慢前倾，保持 30 秒左右。

3. 第三个动作

（1）趴在瑜伽垫上，大腿横向打开；

（2）使两个膝盖与腰部平行，保持腰部挺直；

（3）臀部和胯部向下压，保持 30 秒左右。

4. 第四个动作

（1）盘膝而坐，将右腿伸直，左腿保持向内弯曲的姿势；

（2）尝试用右手触摸右脚脚尖；

（3）在每次呼气时加大身体前倾的角度，吸气时保持该状态，持续 30 秒；

（4）换左侧重复以上动作。

注意：在练习过程中，摸不到脚尖或者腿无法伸直也没有关系，能感受腿部的拉伸即可。

5. 第五个动作

（1）平躺在瑜伽垫上，双臂打开，使身体紧贴在床上，上半身保持不动；

（2）双腿屈膝倒向左侧，头部转向右侧；

（3）感受腰部和腹部的拉伸感，保持 15 秒；

（4）换边进行拉伸，双腿倒向右侧。

注意：在练习过程中，练习者需要尽量使整个背部贴合在瑜伽垫上。

6. 第六个动作

（1）趴在瑜伽垫上，身体挺直；

（2）两手向后，十指相扣；

（3）双手缓慢向上提，保持3秒。

7. 第七个动作

（1）趴在瑜伽垫上，用双手和脚撑起臀部，直至从侧面看成为一个三角形，尽量使双臂和背部呈一条直线；

（2）肩膀下压，微微弯曲膝盖再次伸直。

8. 第八个动作

（1）跪坐在瑜伽垫上，臀部放在小腿上；

（2）身体前倾，直至趴在瑜伽垫上；

（3）保持姿势，闭上眼深呼吸。

以上动作可做完一次，再重复一遍。也可以选择其中的几个动作，每个重复做几遍。

关于拉伸运动的时间和频率选择，我们同样需要避开入睡的前一刻，应将其放在睡前的一个小时，或两个小时，正常拉伸时间每天可设定为30分钟，一周可持续4至5天。坚持10至16周后，就可以获得极为明显的睡眠品质的提升。拉伸活动除了能够有效放松身心，更快入睡外，对身体健康的影响也是颇为有益的。

睡前 10 分钟瑜伽

绝大多数的睡眠障碍都源自内心的焦虑和紧张，而瑜伽能放松精神和身体，由内而外舒缓身心，能够有效提高睡眠质量。

瑜伽是一种来自印度非常古老的修行方式，以身体的修行为主，力求获得思想上的解脱。整个瑜伽以各种姿势进行身体修行、利用呼吸逐渐控制大脑，使之专注、冥想，最终获得心境上的宁静。比如，当人们因内心烦躁而无法入睡时，练习瑜伽可以让自己在短时间内平静下来，对入眠有很大的帮助。

瑜伽的姿势主要以放松肢体为主，通过站、坐、跪、卧、倒立等姿势伸展、扭转身体的各部位，对脊柱、肌肉、内脏器官具有按摩和牵引的作用。助眠瑜伽，可以参考以下几种姿势。

1. 针眼式

（1）平躺在瑜伽垫上，曲膝双腿保持与臀部同宽；

（2）以"跷二郎腿"的姿势，将左腿叠放在右腿上；

（3）保持姿势，双腿缓慢靠近胸部；

（4）双手穿过两腿的空隙抓住右腿小腿，拉向身体；

（5）保持该动作做 10 个呼吸。

注意：在练习的过程中，保证背部、脖子、肩部紧贴地面，通过拉伸臀部外侧，放松身心、改善血液循环。

2. 猫伸展式

（1）跪在瑜伽垫上，手臂向前伸直；

（2）五指展开贴地，臀部抬高；

（3）尽量延展脊柱和腰椎。

注意：在练习的过程中，要多注意背部和脊柱的延展。

3. 腹部扭转式

（1）平躺在瑜伽垫上，弯曲左腿；

（2）双手环住左小腿，使大腿尽量紧贴胸部；

（3）身体向右侧转动，直至左腿侧面贴在垫子上，上身保持平躺姿势不动。

（4）动作结束之后，回复平躺状态；

（5）弯曲右腿，重复以上动作，向左转动。

注意：在练习过程中，尽量保持背部与垫子贴合，以胯部的旋转为主体。

4. 平躺式

（1）平躺在瑜伽垫上，双腿自然伸展，与肩同宽；

（2）双手自然放于身体两侧，与身体保持一拳的距离，掌心向下。

注意：练习过程中，手臂、腿部、肩部完全放松，保持面部和头部的稳定。

5. 蝴蝶式

（1）端坐在瑜伽垫上，使双脚的脚掌相对，脚跟尽量贴近大腿内侧；

（2）双手抓住脚面，挺直脊柱；

（3）吸一口气，抬头伸展脊柱；

（4）呼气，身体前倾，双臂向前伸展；

（5）尽量将额头贴近地面，保持动作一分钟。

注意：练习的过程中，尽量保持脊柱的伸展，前倾的幅度应以身体能接受为宜。

6. 坐角式

（1）坐在瑜伽垫上，双腿伸直依次向两侧尽可能打开；

（2）保持脊柱挺直，扩展肋骨，身体前倾，尝试将头贴近地面上；

（3）分别用手抓住双脚的大脚趾，或者小腿，尝试将胸部贴近地面，保持一分钟，正常呼吸。

注意：在练习的过程中，要尽量保持双腿伸直，脊柱挺直，如果头部和胸部无法贴近地面，做到自身最大限度即可。

在练习瑜伽时，首先要保证环境的安静，避免噪声等外界因素对情绪的干扰。同时，应身穿宽松的衣物，方便做拉伸动作。另外，在练瑜伽时避开饱腹状态，切不可在进食后进行，避免因伸展运动引起胃部的负担，导致恶心、呕吐的情况出现。

练太极拳能治疗失眠

太极拳是综合了武术、古代引导术、吐纳术，并吸取了古典哲学和传统中医理论而形成的一种内外兼修、柔和、缓慢、轻灵的拳术。练太极拳可以调整神经功能活动，使高度紧张的精神状态得到恢复。因此，经常练习太极拳，有助于缓解神经衰弱、健忘失眠、神志不宁等症状。

太极拳对失眠症状具有很好的改善和治疗作用，其作用机制在现代医学和中医两方面都给出了很好的解释。

1. 现代医学

现代医学认为，失眠的原因可概括为大脑皮层内中枢神经兴奋和抑制过程不平衡。简单来说，就是由于工作或生活需要，神经系统被迫长时间处于兴奋状态，大脑正常的抑制行为被削弱。尤其是一些长期从事脑力劳动的人群，由于大脑持续兴奋，得不到良好的休息，就容易出现神经衰弱的症状，继而引发失眠。

而太极拳能活动全身的骨骼肌和肌群，重塑协调机制，恢复被打乱的兴奋和抑制过程的平衡。人体内所有的骨骼肌活动都是在中枢神经的控制下完成的，中枢神经通过将信号传递给肌肉组织，引起肌肉收缩，完成身体动作。在这个过程中，中枢神经不仅需要传递兴奋性信号，还会传递抑制性信号，以达到动作的稳定。比如说，我们打算抬一下手，兴奋性信号引导抬手动作，但抑制性信号决定我们把手抬多高。

太极拳的招式缓柔有力，在练习的过程中，几乎可以使全身的肌肉得到活动，并且同一个肌群内的肌肉细胞都不是同时兴奋，而是在收缩和舒缓状态中不断轮换。而中枢神经正常的活动就是如此，在一瞬间兴奋或抑制，下一瞬间就会出现改变，其兴奋和抑制的不断转换，加强了中枢神经机能的灵活性，有助于恢复正常的兴奋和抑制过程中的平衡状态，缓解失眠症状。

2. 中医

中医认为失眠一般与阴阳失和、脏腑功能紊乱两方面有关，其中，前者为失眠的主要病因。《诸病源候论》曾言："阴气虚，卫气独行于阳，不入于阴，故不得眠。"简单来说，就是人体内的阴气少，阳气过于旺盛，无法调和，进而导致失眠。脏腑功能紊乱是指心、肝、脾、肺、肾等内脏功能失调。而脾胃功能不佳，就容易扰乱心神，导致失眠。

太极拳讲究阴阳平衡，太极生两仪，两仪即为阴阳，人在练习太极拳时，整个身体可看作是太极，身体的运动即为阴阳相互作用。太极拳的拳理脱胎于阴阳学说，在练拳时需要注意轻快与沉稳协调，明白刚柔、进退等虚实矛盾的阴阳变化。

此外，太极拳在练习时还具有疏通经络，畅行气血的作用。太极拳的拳势为全身运动，不同的动作有着不同的锻炼效果，有利于十二经脉和任督二脉的疏通，使周身气血有效循环，维持体内气血的动态平衡。

除了理论研究之外，国内外的多项实验也证明了太极拳对失眠具有显著的治疗效果。比如，伊尔文将100多例失眠者随机分为两组，第一组进行太极拳治疗，第二组只进行简单的教育参照，经过16周的治疗后，结果发现经常练习太极拳的失眠者，睡眠障碍的问题得到了有效缓解，因此证实了太极拳是一种对付失眠的有效非药物疗法。而另一项实验研究将安神药物与太极拳相结合，将失眠者分为三组：第一组练习太极拳；第二组服用安神药物；第三组在服用安神药物的同时，练习太极拳。结果显示，三组失眠者的睡眠障碍改善效率分别为76%、56%和81.63%。因此，太极拳治疗失眠症状是切实有效的。

关于太极拳的练习，初学者除了长期坚持之外，还要注意以下三点：第一，从最简单的套路学起。比如，简化太极拳，动作少、时间短，既能得到锻炼又不易造成运动伤害；第二，方法正确，在练习时多看一些关于太极拳的书或视频，有条件可以跟随老师一起练；第三，练拳前做好准备工作，练拳时注意自我保护，结束后也要注意放松等。

此外，练习太极拳不仅可以有效治疗失眠症状，还能够通过收缩和舒张全身的骨骼肌，加速血液循环，使全身皮肤、肌肉、内脏中的血管扩张，降低血压，有效降低心脑血管疾病的发病概率。

第六章

防治失眠的食物，
你吃对了吗

助眠的新鲜蔬菜和水果

蔬菜水果可以为人们的健康提供必需的营养物质，是人们日常饮食中不可缺少的一部分。当然，一些蔬菜水果除了果腹之用，还可以有效改善人们的睡眠质量，起到辅助药物治疗的作用。

1. 蔬菜类

（1）藕。藕可生食也可煮食，是餐桌上的常见菜之一，富含大量的钙、磷、铁等元素，以及多种维生素，能够提供人体所需的微量元素。同时，藕也可作药用，具有清热、养血的功效，可有效缓解血虚性失眠症状。

（2）莲子。莲子清香可口，亦可入药，具有补心益脾，养血安神的功效。生物学家通过大量实验证实，莲子中富含的一些成分具有镇静作用，在食用后有助于睡眠。

（3）莴笋。莴笋切开后流出的乳白色浆液，具有安神镇静的作用，最适宜神经衰弱的失眠者。失眠者可将莴笋切片煲汤，在晚饭时食用，具有助眠的效果。

（4）芋头。芋头富含能够调节生理节奏的褪黑素，是一种提高睡眠质量的激素，尤其适用于一些患有睡眠障碍的老人食用。

2. 水果类

（1）奇异果。奇异果助眠是因为果肉中富含的镁和钙，具有稳定情绪，抑制交感神经的作用，从而达到安神助眠的效果。失眠者可以将奇异果作为每日水果，提升睡眠质量。

（2）荔枝。《本草纲目》中记载，荔枝味甘甜、微酸，性温和，具有安神、益智、健气等功效。因为荔枝中富含葡萄糖、蔗糖，各种维生素以及柠檬酸、叶酸等物质，对治疗失眠、健忘有很好的功效。

（3）苹果。苹果具有脾虚火盛，补中益气的功效，尤其对因心脾两虚、阴虚火旺、肝胆不和或肠胃不和所导致的失眠症状有很好的疗效。此外，苹果散发出的浓郁芳香具有很强的镇静作用，有助于入眠。

（4）梨。梨含有大量的天然水分、蔗糖，具有清热去火的功效。此外，梨也可以促进身体内各大器官的新陈代谢，亦可缓解失眠症状。

（5）葡萄。葡萄对改善失眠症状具有很好的作用，其原因与芋头相似，也是含有能够辅助睡眠的褪黑素。相关研究人员表示，葡萄酒中因含有抗氧化剂和酒精，褪黑素的含量要比新鲜葡萄更高一些。

（6）香蕉。香蕉被誉为是包着果皮的安眠药，其中微量元素镁为主要助眠元素。香蕉中的钾可以帮助我们保护心血管，维持神经系统的健康，而镁能有效放松肌肉，消除疲劳，促进睡眠。

可以改善睡眠的五谷杂粮怎么搭

五谷杂粮又称为粗粮，包括稻谷、麦子、大豆、玉米、薯类等。主要包括两类，一是没有经过精加工的糙米、全麦等全谷食物；二是谷物类的玉米、小米、黑米、大麦、燕麦、荞麦，以及杂豆类，入黄豆、红豆、黑豆等。

粗粮含有丰富的 B 族维生素、矿物质和膳食纤维，这是精米面最欠缺的。除此以外，一些粗粮还能够起到安神助眠的效果。

1. 小米

中医认为小米味甘、咸，性凉，具有清热解渴、健脾和胃、补益安眠的功效。对于一些因神经衰弱导致失眠的人来说，在晚饭时适当食用一些小米，能帮助他们的神经舒缓下来，提高晚上的睡眠质量。除了单独食用，小米也可以与大枣、红豆、红薯、莲子等食物搭配熬煮，制成风味各异的营养品。

（1）小米糊。将小米淘洗干净，控干水分，与核桃仁、去核红枣、冰糖一起放入破壁机中，加入适量的清水打熟即可。

（2）小米红枣粥。将红枣用温水泡发，小米和碎玉米加水大火煮开后，转至文火慢煮，熬煮 10 分钟加入红枣和冰糖，不断搅拌，直至粥呈黏稠为止。

（3）小米南瓜粥。将小米熬煮大约七成熟的时候加入南瓜粒，继续熬煮到粥成金黄色，略微黏稠即可。

小米在淘洗时切勿用手搓洗，避免营养成分的流失，在烹饪时不要添加碱，避免破坏小米中的 B 族维生素。

2. 燕麦

燕麦含有丰富的维生素 B_6 和色氨酸，这两种天然的镇静剂有利于大脑放松和入睡。食用燕麦时可以与一些其他的辅助食物进行搭配，比如，香蕉、坚果、牛奶等。

香蕉燕麦牛奶。香蕉去皮切片，牛奶倒入锅中煮沸，放入燕麦熬煮两分钟后放入香蕉，再熬煮两分钟出锅，待稍凉一些后，可放入适量的蜂蜜拌匀即可。

3. 糯米

糯米在药理上有温中、助阳、散寒等作用，常用于寒性病症，而部分失眠多梦者属于阳虚、阴虚，气血虚或者痰湿体质，消化不良等"寒症"。因此，失眠者可多食用一些像糯米一样的温热性食物。

半夏秫米汤。糯米、半夏的用量比例为二比一，加 1000 毫升左右的水熬煮，熬煮至 200 毫升左右，即可适量饮用。每天两次，有助于治疗失眠症状。

除了以上几种五谷杂粮之外，薏米、绿豆、黑米等谷物也能够为人们的身体带来很大的益处，在一定程度上缓解因上火、头晕等症状引起的失眠。

失眠的人，一定要远离这三类食物

中医认为："胃不和则卧不安。"一旦在睡眠过程中，我们的肠胃负担过重的话，会严重影响我们的睡眠质量，甚至导致失眠。失眠的人群在日常饮食中，一定要注意远离这三类容易导致胃肠不适的食物。

1. 易胀气的食物

易胀气是指食物在消化过程中会产生较多的气体，在入睡时，未消化完全的食物会持续产生气体，引起腹部胀痛，影响正常的睡眠。

易胀气的食物包括高淀粉类、豆类、十字花科蔬菜三种。

高淀粉类食物：如红薯、芋头、南瓜等。它们富含大量的淀粉、糖类和纤维素，在消化过程中易产生气体。

豆类：豆类中的大豆低聚糖主要成分是蔗糖、水苏糖和棉子糖，而人体缺乏分解水苏糖和棉子糖的酶，所以不容易被吸收和消化。当未被消化的低聚糖进入大肠，被肠道内的细菌分解时就会产生气体，让人感觉到胀气。

十字花科蔬菜：像西兰花、花椰菜、芽甘菜、卷心菜等花菜中都含有一种名为"蜜三糖"的复合糖，这种糖要比其他糖更难以被分解和吸收。在吸收的过程中，由于进程缓慢就会产生气体引起胀气。

对一些肠胃功能不好的人来说，此类食物在身体内停留的时间更长，发酵和消化所产生的气体更多，容易导致肚子胀，影响睡眠。

2. 刺激性食物

刺激性食物可分为三类：咖啡因、生物碱和酒精。

咖啡因：咖啡因能有效刺激大脑的神经，让大脑长时间处于一种比较活跃的状态。大多数人在熬夜加班时会选择喝一杯咖啡来提神，但等他们打算睡觉时，咖啡因的作用尚未消退，很容易造成失眠。而且咖啡中可可碱会使人体心跳加速，消除所有的睡意。因此，在正常情况下，下午五点之后就不要再食用任何含有咖啡因的食物或饮料。除了咖啡之外，巧克力中也含有一定量的咖啡因和可可碱，在有效补充能量的同时，也会促进人体释放单糖增进血液循环，使大脑保持清醒。而且，巧克力中的络氨酸能有效刺激神经中枢分泌多巴胺，使人在入睡时变得烦躁不安。

生物碱：是大蒜、辣椒等辛辣食物刺激人体味觉感受器的主要成分。提倡少食用辛辣食物，一方面由于感官刺激会提高大脑的活跃程度，另一方面此类食物一旦大量进入消化系统，极易刺激胃部的黏膜，使胃酸分泌过多，给肠胃带来不适感，进而影响入睡和睡眠质量。

酒精：是指一些含有酒精的饮品。如果饮用适量的酒，能起到舒筋活血的作用，在一定程度上还能够增强人体的抵抗力和免疫力，但大量饮酒会使我们的大脑处于兴奋状态，由于酒精中的乙醛作用，微醺状态下入睡容易导致睡眠质量的下降。

3. 高脂肪的食物

在晚上进食一些高脂肪、油腻的食物，会给消化系统带来很大的负担，导致消化不良。一般的素食晚餐消化时间大约两个小时，而各种鱼类和肉类的消化需要更长的时间。如果在入睡后，肠胃依然在工作，就会影响人们的睡眠，导致失眠情况的发生。此外，晚上摄入高热量的食物会引起肥胖，而肥胖也是导致失眠症状的原因之一。

此外，一些加工或烟熏的肉食也会导致失眠症状的发生，营养学家辛瑟亚·帕斯奎拉博士介绍说，加工肉食中含有大量的酪氨酸，会使大脑分泌令人产生兴奋的多巴胺，扰乱睡眠。同时，加工或烟熏肉食也是对健康没有太多益处的一类食物，很容易对消化系统造成损伤。

因此，我们尽量选择一些好消化的食物晚餐，如杂粮、蔬菜等，在烹饪的过程中应少油、少盐，尽量保证晚餐的清淡。避免因进食不当，增加消化系统的压力，导致失眠。

辗转难眠？不妨来碗安神靓汤

由一些食材熬制的安神汤具有安神助眠的作用。如果失眠人群可以在入睡前喝一碗安神汤的话，即使无法起到立竿见影的效果，却能够在一定程度上改善睡眠质量。以下为失眠者介绍几款有助于睡眠的安神靓汤。

1. 莲子百合瘦肉汤

功效：此汤具有养心安神、滋肾健脾的作用，对于由焦虑、心烦引起的失眠多梦、浅睡易醒有很好的效果。

食材：莲子 50 克，干百合 20 克，瘦猪肉 250 克。

烹饪方法：将莲子去芯，和百合一同放入清水中浸泡一个小时；将瘦猪肉洗净切块，冷水下锅，烧开焯烫，撇去浮沫；将焯水的瘦肉清洗干净后放入炖盅内，加入肉汤、莲子、百合，煮沸后转文火慢炖一个小时，直至莲子软烂，加入少量食盐后方可食用。

2. 桂圆百合枣仁汤

功效：此汤具有助眠安神、补血养气、镇静除燥、清肝泻火的作用，对气血虚弱、更年期综合征引起的难以入睡等失眠症状具有很好的缓解效果。适合中老年人、长期失眠者服用，如果不愿熬煮，可选择相应的泡茶袋。

食材：百合 15 克，桂圆、茯苓、枸杞、小麦各 10 克，炒酸枣仁 20 克。

烹饪方式：将百合在清水中浸泡一夜；将炒酸枣仁放入锅内，加水熬煮，水开 10 分钟后过滤掉炒酸枣仁渣，留下汤汁；将百合、桂圆、茯苓、枸杞、小麦等食材一起倒入锅内，熬煮半小时后方可食用。

3. 桂圆红枣莲子汤

功效：此汤具有补血安神的作用，对失眠、惊悸、健忘等症状具有很好的治疗效果。

食材：红枣 25 克，莲子、桂圆肉 30 克，冰糖适量。

烹饪方式：将莲子在清水中浸泡 30 分钟，去皮、去芯，红枣去核；然后将红枣、桂圆肉、莲子一起倒入锅中，加清水烧开后转文火慢炖，直至莲子软烂，加入适量冰糖后即可食用。

4. 三味安神汤

功效：此汤具有宁心、安神、镇静的作用，对失眠症状具有很好的治疗效果。

食材：酸枣仁 15 克，麦冬、远志各 5 克。

烹饪方法：将三种食材加 500 毫升清水熬煮，煎成 50 毫升，在晚上入睡前 30 分钟服用具有最佳效果。

5. 酸枣仁汤

功效：此汤具有抑制中枢神经的作用，对血虚引起的心烦不眠、心悸不安都有很好的改善效果。

食材：酸枣仁 15 克。

烹饪方法：将酸枣仁捣碎，放入锅内加水 500 毫升熬煮成一碗，每天晚上睡觉前一小时服用即可。

6. 绿豆百合汤

功效：此汤具有清除心烦、镇静安神的作用，对因夏季天气炎热导致的失眠症状具有很好的改善作用。

食材：绿豆、鲜百合各 20 克，冰糖适量。

烹饪方式：将鲜百合在清水中浸泡一夜；将绿豆、百合、冰糖放入锅内，加入适量清水一起煮熟，在食用时可适当加入一些牛奶。

对于那些长期失眠的人群来说，每隔一两天就可以食用安神汤，如果失眠比较严重，可每天食用，连续食用一段时间之后，失眠症状就可以得到改善。

此外，碳水化合物相比其他几类食物，含有的蛋白质、脂肪是最易于消化的。因此，消夜可以采用酸奶配饼干，麦片搭牛奶，或是面包加酸奶的方式，适量食用不仅能保障睡眠，还不容易长胖。

常上夜班怎么把"元气"吃回来

很多人认为上夜班不过是调换了一下上班时间，只要能保证充足的睡眠时间就能维持正常的生理活动。但事实是，上夜班的人晨昏颠倒，正常昼夜节律的生物钟被打乱，导致生物钟反向来回调整，对人体损害很大。比如，夜班后会感觉头疼脑涨、身体乏力、腰酸腿软、食欲减退等。所以，夜班族应合理安排饮食，补充身体消耗的营养物质，把"元气"吃回来。

当然，熬夜加班的人群和行业很多，也相差很大，因而，对于不同的夜班族，食补的类型不能一概而论，要有区别地采用食补的食物。如果盲目跟风食补，不但无法补身体，还损害健康。比如，一个高强度体例劳动者就需要保证足够蛋白质的摄入，脑力劳动者就要注意足够维生素的摄入。

1. 熬夜者用眼多补充维生素

由于白天休息，晚上上班得不到充足的自然界日光照射，经常上夜班的人对维生素的需求要远远高于正常上班族。

长期面对电脑的熬夜者、驾驶员等需要长时间用眼的人群，容易眼睛疲劳，应多补充维生素 A。维生素 A 有助于调节视网膜的感光物质，提高人们在夜间工作时对昏暗光线的适应力，降低视觉疲劳。维生素 A 一般多存在于动物肝脏、蛋奶类制品和有色蔬菜中，比如，瘦肉、鱼肉、猪肝、胡萝卜、菠萝等。

另外，还需要补充维生素 C，其具有缓解身体疲劳，增强抵抗力，延缓细胞衰老的作用。维生素 C 多存在于新鲜的水果或蔬菜中，比如，猕猴桃、草莓、樱桃、柚子、黄瓜、山楂等。

2. 高强度体力劳动的夜班族，需要补充高蛋白

上夜班可能出现体能不足、头昏眼花的情况，比如，医护人员值夜班因抢救或连续手术体力消耗过大，蛋白质是补充能量最佳的选择。蛋白质中含有的氨基酸对神经传导物质有着显著的影响，有助于提高神经的敏锐度。高质蛋白质食物主要有肉、鱼、家禽、奶制品和鸡蛋，如果蛋白质主要来自植物，那么就要增加食用量。

3. 常熬夜的脑力工作者，需补充碳水化合物

大脑本身并不能储备更多的能源，主要依靠血液中的葡萄糖（血糖）氧化供给能量，保持一定的血糖浓度十分重要。大脑所需能量都要由碳水化合物来供给，所以每日膳食必须保证充足的碳水化合物的补给。

而且碳水化合物还有助于保持情绪稳定，能有效平衡工作和休息时的情绪状态，碳水化合物一般多存在于全谷类的食物中，比如，大米、小米、玉米、燕麦片、地瓜、山药等食物。

不同的失眠体质缺乏不同元素

几乎所有人都经历过短暂性失眠，在某一天或某个季节，失眠毫无征兆，来得快，去得也快，失眠的原因有很多，也许是心理和环境的影响，也许是疾病的一种外化表现，每个人都有所不同。排除心理和环境因素，有些情况可能是由身体内缺乏某些微量元素所导致。如果我们无法对短暂性失眠做出及时调整，很可能会变成长期失眠。

仅从身体的微量元素角度分析，失眠存在以下五种常见的情况。

1. 入睡困难

失眠有时候是不良习惯所致，一些人因长期熬夜，导致生物钟紊乱，以至于难以入睡，从而诱发焦虑，加重失眠的症状。如果我们每天晚上都无法在 30 分钟之内入睡，就可能是由于生物钟紊乱造成的睡眠质量的下降。

当人体内缺乏色氨酸时，就容易出现入睡困难的症状。色氨酸是一种人体必需的氨基酸，对睡眠具有调节作用的褪黑素就是在色氨酸的基础上合成的。因此，色氨酸含量的匮乏极易导致体内褪黑素的分泌减少，进而导致人们入睡困难。同时，色氨酸还具备促进大脑神经细胞分泌神经递质的作用，有助于放松神经，更快入睡。

色氨酸在谷物、鱼类、奶类等食物中含量较大，尤其是小米中含量最为丰富，失眠者可多食用小米，不仅有助于缓解睡眠障碍，还能起到温养肠胃的作用。

2. 多梦易醒

一些人深度睡眠的时间很短，多梦、易醒，并且醒来后再也无法入睡。此类失眠症状，一般由压力较大，精神紧张导致，也可能与神经衰退、呼吸暂停综合征、高血压、心脏病等疾病有关。

有时候，睡眠过程中的焦虑和紧张是由于人体内缺乏镁元素。美国北达科他州的营养研究中心经研究证实，人体内镁元素含量较低会使神经过度兴奋，血压波动较大，加剧多梦、头痛、抽筋、高血压等情况，继而出现睡眠障碍。镁元素含量高的膳食可使存在睡眠障碍的人群重新获得长时间的深度睡眠，不易惊醒。而在另一项双盲对照试验中，在睡前一小时内补充褪黑素和镁，失眠者的睡眠状态出现了显著的改善。

由于当代年轻人的饮食偏重于油盐，喜好火锅、烧烤等食物，因此大多数年轻人都会缺乏镁元素，特别是一些经常参加运动的人，因为大量流汗、压力过大都会使镁元素流失。中国营养学会建议人们每天需摄入 300 至 350 毫克的镁元素，方能保证日常消耗。

镁元素主要存在于绿叶蔬菜，小米、燕麦、玉米等谷物类食物中，每天多吃杂粮，食用一些经过焯煮的菜叶可补充一定量的镁元素。

3. 困倦

很多人晚上的睡眠看似正常，但白天依然提不起精神，这也属于失眠症状的一种表现。该情况多半是由于身体过于疲劳，导致出现精神不济、气虚血弱、营养不良等症状，或者由于肝肾疾病所导致。

一般情况下，精神不振是因为体内缺乏钾元素。钾元素对肌肉和神经具有很好的刺激作用，保持其兴奋，当人体内钾元素含量不足时，人们就容易产生精神萎靡的症状，导致睡眠质量下降，进而影响下一次睡眠。

除了钾元素摄入不足，高强度运动、脱水、腹泻等情况都会导致钾元素大量流失。因此，失眠者在日产饮食中应多食用含丰富钾元素的食物，比如，豆类、莲子、花生、蘑菇、香蕉等食物，人体每天摄入 2 至 4 克钾元素即可满足日常消耗。

4. 疲惫

失眠症状存在一种特殊的表现形式，在醒来后精神饱满，身体却经常感觉疲惫无力，这是由深度睡眠时间不足所致。在一个完整的睡眠周期中，大约只有 20% 的时间是深度睡眠，而深度睡眠是缓解身体疲劳最重要的阶段。缺乏深度睡眠一般与情绪、神经、药物刺激和环境干扰有关。

如果当下的睡眠环境尚佳，该症状则属于神经衰弱的表现之一，一般由身体内精气不足所致。B族维生素可以有效缓解该症状。B族维生素是多种神经递质合成的原料，缺乏维生素B_1会引起情绪沮丧、焦虑、紧张的情绪，长期缺乏可导致神经衰弱。摄入足量的B族维生素可以有效调节失眠多梦，通过对神经中枢产生作用改善睡眠。

维生素B_1广泛存在于天然食物中，以全谷类、豆类及干果类食物中的含量较为突出。另外，瘦肉、动物内脏和蛋奶中也有一定含量。

5. 亢奋

一些人每天的睡眠时间很少，却也能保持精神亢奋，这种表现可能也是一种失眠的症状，俗称"亢奋性失眠"，由心火、肝火旺盛、心动过快导致。该症状看似精神良好，实际加大了机体损耗，为人们埋下某些疾病的隐患。

失眠是神经无法松弛的一种表现，亢奋是将这种紧绷的状态持续到了白天，此类情况一般是由缺钙导致的。钙元素有助于神经刺激的传递，可起到神经安神的作用，缺钙会导致人们长时间神经紧张，身心无法彻底放松，疲劳也就无法得到有效缓解。因此，此类失眠者可多食用一些如虾、牛奶、豆制品等富含钙元素的食物。多进行户外运动，晒太阳，有助于钙元素的吸收。

对于失眠者而言，膳食均衡可有效补充人体所必需的微量元素，能有效避免因缺乏微量元素所导致的失眠症状，保证睡眠质量和身体健康。

助眠药物怎么吃

对于安眠药的使用，失眠患者一般走向了两个极端：一种是常年服用安眠药，导致成瘾依赖；另一种是担心安眠药的成瘾依赖和副作用，一点儿也不敢吃。医学专家表示，对安眠药的这两种态度都是不对的，若存在用药需求的时候就应该科学合理地用药，才能让治疗获得成效。对于失眠者来说，遵从医嘱治疗，不必忌讳用药，但也不可私自用药，如果安眠药服用不当，不仅会导致依赖，还会加重失眠。

1. 什么程度的失眠症状需要服药

一些人偶尔出现失眠症状，就立刻想到安眠药，认为偶尔吃一次药没有太大的问题。虽然安眠药并不会对身体造成什么伤害，但时间一长就很可能形成药物依赖。很多失眠患者对安眠药产生依赖性，就是失眠症状不见好转，长期服药所致。失眠的原因有很多，往往是一些潜在问题的一种特殊表象，比如，抑郁症、焦虑症等。因此，此类失眠症状的治疗需要在医生的帮助下找到病因，当原发病治愈后，失眠症状也会随之消失。

2. 选对药物，才有好疗效

助眠类药物一般分为三类：一类是西药类的镇静催眠药，比如，众所周知的第二代催眠药——地西泮、唑吡坦、佐匹克隆等；第二类是中药类，比如，以酸枣仁、合欢、五味子、首乌藤、茯苓等中药熬制的汤剂，以中药为主制成的中成药，如安神补脑液、养血安神颗粒等；第三类保健药品，比如，谷维素片、维生素 B_1、褪黑素等。

在缓解失眠症状时，最常用的助眠药物是西药类的安眠药。安眠药又称为安定，是一种白色或类白色的结晶性粉末，与绝大多数镇静剂一样，都属于苯二氮卓类药物。总的来说，苯二氮卓类药物基本上是安全的，并没有特别严重的副作用，但是它却存在一个致命的缺点，那就是具有依赖性和成瘾性。

失眠症分为入睡困难、睡眠浅易惊醒、多梦和早醒等。为解决入睡困难，可选用起效快、作用时间短的药如思诺思等；如睡眠浅、易惊醒者可选用中效的药如阿普唑仑、艾司唑仑；早醒、睡程短的病人可选用长效氯硝西泮等。这样用药既可减少副作用，又可增加疗效。对于一些难治疗的失眠，为减小成瘾的可能，可以两种或多种镇静药物联用。

3. 如何吃才能不上瘾

关于安眠药的服用，一定要以医嘱为准，不可自行购买或服用他人的安眠药物，也不可将安眠药物分享给他人。当服用一颗安眠药就能够入睡时，维持当前的剂量即可，切不可因服药后无法马上入睡，而私自增加药量。

同时，避免长期服药，以免身体和心理产生一定的依赖性和耐药性。安眠药尽量短期服用，最长也不可超过一个月，更不能突然停止用药，否则强烈的戒断反应容易造成反弹性失眠。

4. 药物上瘾如何戒断

当失眠患者在停用苯二氮卓类药物后，常常会出现戒断反应，连续几天或几周出现躁动不安、焦虑、出汗、激怒、失眠以及癫痫等，尤其是使用超过 8 周以上的患者。

假如已经对当前药物出现依赖性，失眠患者应循序渐进地减少药物剂量。比如，在第一周减少原有剂量的 10%，此后每周依次减少，直至完全停药。如果服用的安眠药剂量过高，剂量递减程度不宜太快，以免出现较为强烈的戒断症状。药物依赖性严重者可以使用其他药物逐渐代替安眠药，再进行逐步减量。

安眠药在服用过程中，最好尽量对安眠药种类交替使用、间断使用，避免药物的成瘾性和副作用，一定要在专业医师的指导下，并根据自身实际情况进行服药。

第七章

放弃抵抗，睡眠
自然就会发生

接纳闯入性思维，不与之对抗

世界睡眠医学协会认为，绝大多数的失眠都属于原发的心理性失眠，其特征包括思维奔逸、思维反刍、闯入性思维等，这些与睡眠无关的心理活动就是导致负面情绪和入睡困难、多梦、易醒等失眠症状的主要原因。一般来说，这些心理活动我们很难控制，因此，想要缓解失眠症状，我们所要做的就是主动接纳并去除这些自动、被动的与睡眠无关的心理活动。

比如，以闯入性思维为例。闯入性思维是指一些非自主的、反复出现、没有规律地进入大脑的具有干扰性的想法，并极易诱发负面情绪，包括焦虑、抑郁等。最重要的是，当我们越是排斥这些想法，越是难以控制这些念头的出现，就越影响睡眠。

导致这一结果的原因在于一个心理规律"精神交互作用"，简单解释为当我们对大脑中的一个事物或念头存在排斥情绪时，我们就会因自身的排斥情绪更容易向对方倾注注意力，排斥情绪越大，对该事物或念头的关注度也就越高。

"精神交互作用"的原理与白熊实验颇为相似，在白熊实验中，实验参与者被带入一间单独的房间内，房间内有一个麦克风和一个呼叫铃。在实验的前五分钟，研究人员要求参与者随意说出自己当下大脑中所想到的事物，之后研究人员告知参与者，可以随意幻想，但不能幻想到白熊，一旦想到白熊就必须按响呼叫铃。

实验结果显示，所有的参与者平均每个人在五分钟的时间内按了六次呼叫铃，而其中一位参与者在极力克制自己的情况下，按了整整 15 次。当然，也有参与者试图通过转移注意力的方式不去想白熊，但结果收效甚微。

闯入性思维与强迫症相似，却要比强迫症更容易治愈。想要解决入睡过程中的闯入性思维问题，关键在于"不理会"，接纳这些突如其来的念头，并铭记"你越不想注意或想要去除头脑中的一个事物，你往往就越会注意或难以消除这个事物"。

当我们在入睡过程中出现一些难以控制的念头时，不必去理会它们，更不能将其视为导致失眠的罪魁祸首，因为我们越是在意或是排斥，它们就越会被注意到。如果我们不去理会这些念头，就意味着它们将失去我们的情绪倾注，从而变成无源之水。在没有足够的能量补充时，这些念头或思绪在大脑中出现或被注意的频率就会逐渐减少，直到彻底消失。

但一些失眠者可能会表示，自己十分反感这些念头，无法做到不在乎，不理会。实际上，他们并不是做不到，而是没有意识到自己的对抗情绪对自我解脱是毫无意义的。在他们的认知中，这些念头就是导致失眠的根源，只有掐断这些念头就能够安然入睡，可盲目对抗非但无法消除这些念头，自身的排斥情绪反而会使这些念头变得更加强大。既然我们无法改变越排斥念头越多的规律，就不妨接受这个现实，了解排斥行为的无用性，并放下这种排斥情绪。

比如，一个考生马上就要高考了，在晚上入睡时，突然出现一些担心自己遇到麻烦的念头，如进入考场时忘记带证件，在规定时间内没有答完试卷等，这些念头会在无形中增加考生的焦虑。但为了明天拥有更好的精神状态，他一般会强迫自己遏制这些念头的出现，结果适得其反。

面对这些念头的最佳方式就是以一个第三者的视角去观察这些念头，不需要将自己代入其中，更无须回应念头中所带来的恐惧、担忧、喜悦，将它想象成一棵树，每一个衍生的念头都是横生的枝丫，直至整棵树的养分耗尽，逐渐干枯风化。

但我们要注意的是，对于这些念头的接纳和不理会一定要发自真心，不能将其视为一种解决该问题的"武器"，否则我们内心的态度依然还是反抗与排斥。一旦不是真心地去接纳闯入性思维带来的念头，我们内心的排斥和反抗情绪就还会给闯入性思维"充能"。就像一些强迫症患者在实现接纳念头、不理会的方法后仍会出现这样的疑问："我都已经不理会它们了，为什么我的念头还是源源不断的呢？"伴随而来的就是对自己的否定和质疑，使情况变得更加糟糕。

接纳内心的负面想法，接纳身体的失眠，也接纳失眠带来的痛苦感受。接纳，不对抗，才能平和面对。

一夜没睡，也要按时起床

睡眠不足威胁人体健康是一种常识，为了保证睡眠时间，大多数人会在熬夜或失眠后进行补觉，试图弥补夜晚睡眠的损失，但补觉不仅无法达到人们的预期，反而会加重失眠症状和身体负担。因此，在现实生活中，即使一夜没睡，也要按照日常的作息规律准时起床。

白天补觉的首要危害就是对身体各项机能的破坏。正常的睡眠规律是人类适应地球以及环绕太阳旋转所形成的适应性行为，人体的免疫系统在不同的时间阶段会呈现不同的状态，用以维持身体各项机制稳定在正常水平。

熬夜行为、失眠症状等主动或被动状态会使人们在本该入睡时清醒，白天补觉的行为会使人们在本该清醒时入睡。长此以往，睡眠不规律就会导致人体的内分泌失调、紊乱，分解排毒能力下降，致使内部环境的酸碱平衡被打破，身体内部呈弱酸性，加速体内钙元素的消耗，出现腰酸背痛、骨质疏松等症状。此外，由于自身排毒能力下降，体内的毒素长期淤积会破坏正常的免疫系统，引发病变，这也是人们口中常说的积劳成疾。

美国芝加哥大学通过一项睡眠干预实验的研究成果来告诫

大众，保持一种良好的睡眠习惯尤为重要，作息不规律患上肥胖症、糖尿病的概率要远高于常人。熬夜失眠的情况会导致人体控制食欲的激素分泌减少，使饥饿感增加，尤其是对高热量的脂肪和碳水化合物的渴望尤其强烈，而在白天补觉的过程中，调节糖和脂肪代谢的激素会受到抑制，从而使体重增加。长时间的作息不规律会显著提升肥胖的风险。

除此之外，白天不适合补觉的最重要的原因在于对睡眠规律的干扰。一旦出现失眠症状，一些人会因担忧睡眠不足的潜在风险而补觉，一些人会因当前疲乏困倦的状态而卧床休息，但这种补觉和休息会大大减少人们对睡眠的需求量，进而导致晚上更加难以入睡，加重失眠症状，长期反复很大概率会发展成慢性失眠症。而对于补觉可以恢复体力和精神的问题，更是无稽之谈，相信很多人都有过熬夜补觉的经历，即使睡上 8 个小时，甚至 12 个小时，起床之后仍然会感觉精神恍惚、浑身乏力，大脑和身体根本没有得到应有的休息，反而在起床一段时间后，这种疲惫的感觉才会退去，却又即将到了再次入睡的时间，但大脑和身体没有丝毫困意，进而加重失眠症状。

那么，在身不由己的情况下，失眠和熬夜过后，我们该如何控制自己的睡眠时间，才能最大限度减少身体损伤，缓解失眠症状呢？

其实，避免失眠最有效的方式就是使生活起居规律化，养成按时入睡，按时起床的习惯，规范自己的生物钟。如果遭遇一些突发情况导致熬夜或失眠，早晨也应按照原有的习惯准时起床。一般来说，如果只是熬夜或失眠到凌晨4点，此时的入睡依然能够帮助人们有效调节身体，但不可放任自己一觉睡到自然醒，准时起床后，做一些适度的拉伸运动，补充一些水分和满足人体工作的能量，多晒晒太阳。如果一夜未睡，我们则可以在白天的某个时间段适度补觉，比如，在午饭过后选择午睡半个小时；在任何一个时间段放空思想，闭目养神半个小时，都能够在有效缓解身体疲劳的同时，不影响晚上正常的作息。

而关于周末补觉的问题也是如此，很多人由于上班时间过长，感觉休息时间不足，习惯在周末补上一大觉，但这种"弥补"非但无法缓解疲劳，反而会影响人体的健康。相关数据表明，睡眠时间过长很容易导致精神萎靡、食欲不振的情况发生，因为人们在周末补觉时，大部分时间都处于浅睡眠阶段，多梦易醒，使身体无法进行正常的自我调节，从而引发身体的各种不适。最重要的是，当意识清醒后依然维持一种入睡前的状态，势必会打破正常的饮食规律，导致消化系统紊乱，诱发肠胃炎、胃溃疡等消化系统疾病。

总而言之，人体就像是一台精密的仪器，每一项工作都拥有一定的时间规律，我们最好按照正常的生物钟进行相应的活动，坚持规律的作息时间，即使出现不得已的熬夜或失眠行为，也要在短时间内将身体的状态调整回来，尤其避免在生活作息上一错再错。

耐心等待，治疗失眠不能急于求成

接受失眠治疗的人第一个问题往往是：我的失眠什么时候能治好？但由于个人失眠程度不同，治疗方法的不同，康复的时间也因人而异，不可急于求成。

曾经，一则《常年失眠逼死上海外企高管》的新闻引发大众关注。当事人在某日子夜一点左右带着几瓶安眠药不告而别，半个月后，警察在河边发现了投河身亡的他。

当事人的妻子表示，丈夫除了患有长期失眠外，身体并未其他异样。因为失眠久治不愈，他去看过医生，被诊断为突发性失眠，医生给他开了一些助眠的药物。他本以为自己即将告别失眠，但是结果却不如人意，在服药之后，他依然只能睡两三个小时，而且很容易惊醒。妻子回忆说，因为长期失眠，他的情绪越来越不稳定，经常说自己太累了，感觉活不下去了。

其实，将他逼上绝路的并不是失眠，而是失眠治愈结果带来的绝望。对于所有失眠者来说，失眠难以治愈并不是最可怕的，可怕的是信念的丧失，是尝试某个方法后的绝望，一旦我们对治愈失眠的信心开始逐渐消退的时候，我们离优质的睡眠就会越来越远。只有满怀信心，耐心等待，才能在坚持中慢慢找回丢失的睡眠。

失眠康复的过程是一场持久战，治愈失眠不缺方法，缺的只是坚持到底的决心和信念，不要在治愈之初就开始担忧"治不好怎么办"。失眠反复发作是一种正常的现象，一般来说，失眠即使经过治疗，也大概有半数患者的失眠症状会持续一年之久，年轻女性或老年人的失眠程度较重，失眠治疗的难度也就变得更大。但是，这并不意味着失眠不可改善和治疗，只不过过程相对漫长一点儿。

过分关注失眠的治愈程度往往会导致焦虑，而这种焦虑往往比失眠本身更折磨人。当失眠者想尽一切办法试图摆脱焦虑时，这种刻意地关注反而会加深入睡时的思想波动，越关注越难以入睡，越难以入睡对失眠的治疗越失望。

此时的痛苦不仅仅是失眠的困扰，更多是内心急于求成的一种映射，是对当前痛苦的一种抗拒。当我们的大脑中冒出那些奇奇怪怪的担忧时，我们不必深入去探究幻想或预期中的痛苦，待这些想法慢慢褪去，才可能更快回归到正常的作息。

对于失眠的治疗，我们不必期待治疗能够为我们带来什么样的结果，而是将治疗当作是生活中的一种习惯，当习惯成自然，就有意想不到的结果出现。我们更多地是去想当失眠被治愈之后，生活该变成一个什么样子，而不是自己何时才能获得一个没有失眠的生活。

保持平常心，和失眠和平共处

一位失眠患者向人请教是如何解决失眠问题的，对方的答案有些出乎意料："我并没有解决，只是和失眠和平共处了而已。"这一结果看似令人一头雾水，却并非毫无缘由，事实上，当我们将失眠彻底融入自己的生活中，它所带来的影响也将逐渐减少，乃至消失。

一般人们在失眠之后，会出现一种不甘心入睡"失败"的心理，执着于入睡，坚持与失眠对抗，这种为入睡付出的努力往往让人更加难以入睡。即使一些人在面临失眠时试图不再抵制失眠，但对现实状况的担忧仍会在心理上滋生出对失眠的排斥或厌恶，导致失眠症状难以缓解。

美国芝加哥大学医学中心的学者杰森针对治愈失眠提出了一个新的理论——"以正念对待失眠"，简单来说，就是接受失眠症状，学会与失眠和平共处。该理论核心在于失眠者需要坦然面对自己的失眠症状，接受失眠带来的一切负面情绪和不适感，就像我们在生活中遇到的过路人一样，他们的出现和消失都不在我们的意料之中，但我们都能保持一种包容的态度来迎接每一个陌生人。

当然，一定有人难以接受这种观点，他们不愿放任失眠症状长期存在于自己的生活中，更希望将失眠驱逐出自己的生活。可是，失眠的出现并不受人力所控制，而且，我们越努力越容易因此感到烦躁，其结果也会让我们更加失望，一味地试图压制，往往只会让情况更糟。可一旦我们坦然接纳失眠，抱有一种与之和平共处的态度，不反感，不排斥，不担忧，放弃对它的对抗，就不会在心理上对它产生恐惧，内心也更容易平静下来。

　　一些看似可以帮助人们快速入眠的方式，却是最笨的方式，而且治标不治本。因为失眠的根源在于念头，在于失眠者内心的生活态度。对于绝大多数失眠者而言，保持一颗平常心，给予自己积极的心理暗示才是最重要的。在杰森的研究中，有一个关于失眠结果的心理暗示：当一个人经历失眠后，会感到精神萎靡，经常出现"好困啊，不想上班"的想法，但并不会因此请假，而是一边低效率的工作，一边忍受失眠带来的疲惫感和挫折感。可一旦人们给予自己积极的心理暗示，告诉自己虽然自己失眠了，但并不会影响自己的工作状态，这样，即使身体仍处于疲惫状态，却有效降低了内心的负担。

　　因此，当我们出现失眠的症状时，不要担忧失眠会对第二天的工作和生活带来什么样的影响，也不要猜测失眠会将自己的入睡时间拖到深夜几点……不再过度关注失眠，顺其自然，和失眠和平共处，它将不会肆意打扰我们的生活。

从内心里接纳自己，包括睡不着的自己

我们之所以无法摆脱失眠，是因为将失眠看作是一件可怕的事情，无法接纳失眠，更无法接纳失眠的自己。实际上，睡着是一件正常的事情，失眠同样也是，我们不会因睡着而欣喜若狂，所以也不必因失眠而郁郁寡欢、焦虑不安。

李欣然在年轻的时候就患上了失眠，其间尝试了无数改善睡眠的方法，无论是服用助眠药物，还是使用仪器，都无法彻底使自己远离失眠的困扰。在朋友的建议下，她选择进行心理治疗。见到心理咨询师后，她想知道自己的失眠障碍究竟在哪里？咨询师没有马上回答这一问题，而让她先画一棵树。她按照要求在白纸上画了一棵树，咨询师请她描述一下自己笔下的这棵树，她表示这是那棵砸到牛顿的苹果树。咨询师反问说："作为笔下随意画出的一棵树，你为什么要赋予它这么高的使命感？"

对万事万物的苛求，也使失眠者不肯轻易放过自己。失眠的人一般都存在一些共性，比如，一些失眠者拥有极为强烈的控制欲望，内心的压力往往来源于自身对完美的追求。而恰恰是这种完美主义，会使他们无限苛求自己，不允许自己出现瑕疵，不允许所面临的问题得不到有效解决，这种心理也就导致了他们对自己存在很多批判与攻击，这也是失眠症状难以缓解的根本原因。

　　为什么这么说呢？由于对完美主义的渴望，导致他们根本没有机会建立一个客观真实的自我认知，当失眠发生之后，他们就会因失眠而产生一种自责心理，不断苛责自己，不断在脑海中重复："你为什么失眠？""你为什么连睡觉这种简单的问题都做不到，你为什么要犯这种错误？"这种对自己的苛责，对睡觉的恐惧、紧张及极度在意是无法帮助他们放松，进入睡眠的。

　　失眠为我们带来的痛苦，更多源自我们内心对自己的不接纳。就像一些失眠者在讨论失眠问题时，常常会表示最近自己的失眠症状有所改善，或者抱怨自己的失眠还没有治愈，又或者愁苦地说自己的失眠症状又复发了。这些对失眠认识都是不正确的，在这种心理状态下，即使我们能够睡一个好觉，一样会担心失眠症状的发生，面对失眠时依然会变得惊慌失措，这根本就不算是治愈失眠。如果内心对失眠的看法没有实质性的改变，将来一样会被失眠击垮。

　　想要改善该心理造成的失眠症状，就要懂得放下，懂得爱自己。何谓爱自己？爱自己就是完全包容、宽容自己，即使自己不是完美的，是存在缺陷的，而不是日常生活中吃好的、用好的、玩好的。真正的爱自己，就是放下，包容失眠的自己，但这一点很难做到，因为以往的教育总是在告诉我们要追求更好的自己。

　　因此，我们需要大量的练习，才能让我们在潜意识中改变自己的看法，接纳自己，从心态的调整开始，一步步承认自己失眠，接纳自己的失眠。直到我们相信自己可以面对任何情况，即使当前依然无法控制自己对失眠的焦虑，也相信自己在未来的某一天能够做到，只不过是时间问题，允许自己的恐惧存在，允许自己难以入睡。总之，就是接受任何情况下，自己的任何状态。

那什么才是真正的走出失眠呢？不是一下子再也不会因此感到恐惧，也不是逐渐恢复正常的作息，而是即使睡不着也无所谓，没有情绪负担，没有心理压力，又或者这种情绪和压力正在慢慢减少，直至我们对其一笑而过。简单来说，就是即使失眠，我们也能够用平常心做平常事，失眠也不妨碍我们正常的工作和生活。

失眠就像是一根柱子，我们对失眠的恐惧，对自己的苛求都是一根绳子，这根绳子的一端绑在柱子上，另一端套在我们的脖子上，而我们为失眠所做的一切努力都只是在围着这根柱子转圈，只有解开绳子，才能不被失眠所制，跳出困扰圈。而解开这个绳子的方式就是从内心接纳自己，包括那个失眠的自己。

第八章

改善睡眠习惯，
远离失眠困扰

失眠修复的关键——规律作息

世界卫生组织通过对影响人体健康因素的研究，得出了以下结论："健康 =60% 生活方式 +15% 遗传因素 +10% 社会因素 +8% 医疗因素 +7% 气候因素。"由此可见，生活方式在影响人体健康的因素中有很大占比，而一个规律的生活作息同样是改善失眠、治愈失眠的关键。

世界卫生组织曾公布过一个对健康最有利的作息时间表。

时间	行为活动	注意事项及好处
7:00	最佳的起床时间	醒来后饮用一杯温开水，有助于稀释血液的黏稠度，为身体各细胞补充水分
7:20-8:00	早餐时间	一顿营养且丰盛的早餐会让我们一整天都活力十足
8:30-9:00	免疫系统最虚弱阶段	切记不可在这个时间段进行剧烈运动，以免身体因缺少免疫系统的有效保护，遭到外界物质的侵害

有利健康的作息时间

时间	行为活动	注意事项及好处
9:00－10:00	大脑最清晰的阶段	我们可以选择处理一些颇有难度的问题或动作，以获得最好的结果
10:30	眼睛和身体的疲乏期	几个小时的工作使眼睛和身体陷入了短暂的疲惫，我们可以起身活动一下，眺望远方，缓解眼睛疲劳
11:00	水果时间	上午是一天当中吃水果的最佳时间，此时，水果的营养可以被身体充分吸收
12:00－12:30	午餐时间	丰盛的午餐可以为身体补充能量，保证一天的活动所需
13:00－14:00	午休时间	中午小睡会让我们精力充沛，对身体健康也尤为重要。但聊天、刷视频并不能缓解疲劳，反而会在停止此类活动后感觉更加困倦
14:00－16:00	思维活跃期	该时间阶段思维最为活跃，适合做一些创意性较强的工作
16:00	身体疲乏期	可以吃一些饮品和水果，比如，酸奶、水果等，用以补充人体流失的能量

有利健康的作息时间

时间	行为活动	注意事项及好处
16:00-18:00	身体机能的巅峰期	人体和大脑都处于一天中的巅峰期，可以选择在该时间段做一些细致而密集的工作
18:00-19:00	晚餐时间	晚餐主要以一些少盐、少油，易消化的食物为主，避免食用刺激性或油腻的食物，增加肠胃的负担，对睡眠质量也会产生一定影响
19:30	运动时间	晚餐之后，稍做休息就可以做一些运动，可以选择快步走、慢跑或游泳
20:30	娱乐时间	看书、看电视、打游戏等，选择自己喜欢的娱乐方式，放松身心
22:00	洗漱时间	忘记一天的工作，洗一个热水澡，让整个身体彻底放松下来，精神也随之放松
22:30	上床时间	该时间段，人体的各项器官基本上都将进入休息期，准时上床入睡，有利于人体健康

但对于修复失眠而言，我们所打造的规律作息表不必过于死板，要根据自己的实际情况，选择最适合自己的作息方式。其

中，以起床时间、午睡时间、晚餐时间、运动时间、娱乐时间、上床时间为主要核心。

根据科学家研究发现，早晨 7 点左右起床对身体健康最为有益。当我们醒来后，需要立刻拉开窗帘或打开灯，将睡眠模式立刻切换成清醒模式，以免长时间沉浸在睡意中，这一方法对恢复作息具有很好的调节作用。而且，慢悠悠地起床、洗漱、调整着装，这种闲适会让人拥有一个好心情。

下午 1 点到 2 点之间午休，午休的关键在于时间的控制，切不可因午休过程中出现的疲惫感而延长午休时间，导致晚上精力过剩。再者，午休时间过长也会影响下午的工作和生活。午睡时间一般在 30 分钟左右为最佳。

晚餐时间以 18 点到 19 点为最佳，与入睡时间间隔 3 到 4 个小时，避免消化系统的工作而影响睡眠质量。

在现实生活中，娱乐时间无疑是除睡眠时间外，晚上占比最重的时间阶段，因此，对娱乐时间的控制最为重要，看书、看电影、打游戏等，任何娱乐方式都以放松身心为主，且不可因快感的获取而毫无节制，总体时间为 60 到 90 分钟为宜。

上床时间最好控制在晚上 11 点之前，尽早进入入睡状态，避免在规律作息之初，使晚睡的不良习惯继续蔓延。

因此，对于失眠者来说，一天中最佳的作息为：7 点左右起床；13 点至 14 点之间午休，时间为 30 分钟；18 点至 19 点之间用晚餐；23 点之前入睡。各时间阶段需在不断尝试过程中，根据自身需求进行调整。当我们成功制作出属于自己的规律作息表之后，就需要严格遵守作息表中的时间，切不可将其视为一件痛苦的事，为了遵守而遵守。我们可以尝试将作息表贴在我们肉眼可见的地方，让我们在日常的工作和生活当中随时能够见到，为我们偶尔出现的松懈带来警示。

其实，总结起来很简单，一是入睡时间和睡醒时间相对固定，无论前一晚睡了多久，都尽可能在基本固定的时间内早起，不赖床不睡懒觉，周末也不例外；二是只关注睡到第二天精力恢复即可，不过分计较睡觉时间的长短；三是白天可以午休，但时间要控制在半小时之内。

一个人的生活节律具有很大的惯性，很难一下子就调整过来，在规律作息时，我们切不可操之过急，应放平心态，逐渐适应新的生活步调。

改掉吃夜宵的坏习惯

加班、熬夜时吃上一份夜宵，能瞬间让人们活力满满，但在工作或娱乐结束之后，他们又会面临一个新的问题，那就是失眠。

睡前吃夜宵和晚饭吃太饱的本质是一样的，都会因食物摄入时机不当而导致睡眠质量下降，甚至失眠。造成这一结果的原因有两个：其一是夜间消化系统的活跃影响入睡；其二是当日生物钟紊乱降低睡眠质量。

在入睡前，肠胃保持一种平和的状态，才能保证优质的睡眠。晚上入睡前吃夜宵，一方面会由于胃部的充盈压迫体内的五脏六腑，使各种器官无法得到休息，这种紧张的信号会传递给大脑，使大脑的兴奋度提升，并反馈给身体的各个角落，引起失眠症状。

另一方面，在吃夜宵之后，食物消化会刺激消化液的分泌，使肠胃蠕动的时间延长。一般来说，食物在胃中进行搅拌、研磨，直至消化完成大约需要四个小时，即使人们在入睡后，肠胃依然处于工作状态，就很难保证进入深度睡眠阶段，从而使睡眠质量下降。同时，夜间消化系统的过度活跃在一定程度上也会抑制生长激素的分泌，不利于身体各部分器官的修复和发育。

此外，吃夜宵也会扰乱人们正常的生物钟，出现难以入睡的情况。人们通常认为，只有昼夜颠倒的生活会打乱生物钟，可实际上，不规律的进食同样会影响人们的生物钟。

美国《细胞》杂志曾发表了一篇以"夜宵毁掉生物钟"为主题的文章，剑桥大学的科学家奥尼尔博士通过实验分析对此进行了证实。在进食之后，人体内变化最大的成分无疑是血糖和胰岛素，且几乎所有细胞都会受到这两种物质的影响，通过对它们的功能进行检测，研究人员确认胰岛素会篡改人体内重要的生物钟蛋白，从而达到调节生物钟的目的。

实验之初，研究人员发现，胰岛素信号的变化可以直接影响实验体的进食规律。当使用药物抑制小白鼠的胰岛素信号时，小白鼠既定的进食时间就发生翻天覆地的变化，自身的昼夜活动规律和进食时间完全无法同步。当强行改变小白鼠的进食时间后，胰岛素信号也随之发生变化，而生物钟也出现了相应的变化。当把小白鼠的进食时间重新调整为最初的模式，它就会恢复正常的进食节奏，与昼夜生活规律保持一致。因此，研究人员得出了结论：不同时间节点的进食，可以调节细胞生物钟蛋白的积累，进而改变细胞的生物钟。

当然，胰岛素并不能影响人体内所有组织的生物钟，也就是说它只能起到短暂、部分的调节作用，并非一次性使整个机体的生物钟完全紊乱。因此，我们也不必因一次吃夜宵失眠而变得惴惴不安。但是，如果长期进食时间不规律，再强大的细胞自我修复机制也会被打破，进而造成长期失眠的情况。

在正常情况下，我们还要按照日常习惯选择合理、规律三餐时间，使用餐时间推迟。只要不是上夜班消耗过大，晚上的正常进食必然可以支撑到第二天早上。因为人在晚上休息时消耗的能量要远远小于白天。所以，夜宵对正常作息的人是不必要的，一旦进食过多，不仅会影响睡眠质量，还会导致影响过度堆积，以至于引发肥胖等疾病。

如果晚上的确存在摄入食物的需求，也应避免以下几类食物，防止其对失眠产生较大的干扰。第一类，高脂肪类，脂肪是三大营养素中最难被人体消化的营养成分，当人们入睡之后，肠胃依然会为了分解吸收脂肪而紧张的工作；第二类，辛辣的食物，如辣椒、蒜等食物中富含对身体具有强烈刺激性的成分，很容易造成胃部的灼烧感和消化不良；第三类，消化过程中易产生气体的食物，如豆类、玉米食物等，容易让人产生饱腹感，影响睡眠质量。

尽量选择一些非刺激性、低脂肪的食物，如面包、牛奶、鸡蛋、坚果、苹果等，这些食物大多富含蛋白质、维生素和膳食纤维，在提供能量的同时又不会加重消化系统的负担。

戒掉睡前刷手机的坏习惯

夜深了，你还不想睡，因为仍然"舍不得"睡觉，"舍不得"放下手中的手机。明明知道明天还需要上班或上学，但那也阻挡不了再刷一会儿的欲望。长期刷手机熬夜会严重影响睡眠质量，导致失眠。睡前刷手机的习惯能不能戒掉？只要你想，帮你的方法多得是。

1. 断电断网

在什么情况下，我们想刷手机都刷不了呢？答案是要么没电，要么是没网。如果想要在入睡前放下手机，我们就可以从这两点着手。

断电：在入睡前手机避免充电，保持一种电量较低的状态。当手机电量不足时，就会出现电量不足警告的弹窗，以此作为警示；设置自动关机。基本上所有的手机都具备自动关机功能，根据自己计划的入睡时间设定关机时间，即使玩得再开心，关机警告也会强制中断当前的手机内容，提醒自己该休息了。

断网：基本上所有的娱乐软件都需要联网，没有网络的手机对我们的吸引力会下降到最低。因此，我们可以在上床后，切断WiFi，关闭数据连接，使手机处于断网状态，降低我们刷手机的欲望。

2. 不带手机上床

主动将手机放在自己无法触及的固定位置，并养成入睡前放置手机的习惯，自然就能够纠正刷手机的行为。

3. 用其他习惯替代刷手机

想要纠正一个习惯，最快的方式就是找到一个替代品。其实，除了刷手机之外，我们在睡觉前还可以做一些其他的事情。虽然直接纠正这一习惯十分困难，但我们在尝试建立一个新的习惯去替代它。

比如，看一下专业的书籍，像英语书之类的技能类书籍，选择一些知识量超出你认知的好书，经过日积月累的睡前"啃食"，能让你在某个领域拥有不俗的知识量；写日记，将今天发生的事情，内心的感受记录下来，可以有效宣泄内心积压的情绪；练字，练字有利于稳定情绪，调整心态，同时也是一个值得长期坚持的好习惯。关于睡前读物或写日记等方式，虽然手机上也能完成，但还是尽量选择传统的方式。一笔一本一盏台灯，静谧的环境也让人安心。

纠正睡前刷手机的坏习惯是需要时间的，不可急于求成，最好给自己制定一个循序渐进的计划。比如，之前总是凌晨1点睡觉，现在可以将睡觉时间向前调整一个小时。每天改善一点点，逐渐形成新的睡眠习惯。

失眠人的日间小睡，时长控制最重要

佛罗里达大学的一位睡眠教授认为，午睡是人们经过长期进化形成的一种自我保护方式。最初，由于人们生活在温热的地区，采狩与农耕都是维持生存的基本户外活动，午睡很大程度上是为了躲避烈日，后来才逐渐演变成一种习惯。

德国的睡眠研究者坎贝尔认为，午睡也是自然睡眠周期的一部分，而且睡眠效果和质量是最佳的。除了夜晚之外，白天人们也拥有三个睡眠的高峰期，上午9点、中午1点、下午5点，其中以中午1点的睡眠需求最高。一般来说，人们白天正常的睡眠节律会被紧张的工作和学习所掩盖，或者被具有兴奋神经的饮品所消除。因此，白天并未有困倦的感觉。一旦外界的刺激和压迫消失，这种困乏感就会出现。

一项研究表明，午睡是正常睡眠和生物节律的表现，也是白天保持时刻清醒必不可少的条件。尤其对脑力劳动者来说，在午睡之后，下午的工作效率会有明显的提高。除了维持大脑活跃，午睡还具备以下诸多好处。

1. 消除困乏

很多人经常在午餐结束之后感到困乏，一方面是因为经过一上午的学习和工作，人们的大脑和身体都已经处于疲劳的状态；另一方面进食之后，身体的血液多流向肠胃，帮助其蠕动，导致大脑供血不足。英国的学者通过对该现象深入研究，发现午睡10分钟就可以消除困乏，其效果甚至远超夜晚多睡两个小时。

2. 预防冠心病

医学家通过观察发现，每天午睡30分钟，能使体内激素的分泌趋于平衡，有效减少冠心病的发病。研究人员认为，地中海各国冠心病的发病率远远低于北欧和北美地区的原因，与两者的午睡习惯有很大的关系。

3. 调节心情

在免疫学专家的眼中，午睡能够在午餐后有效刺激身体的淋巴细胞，提高免疫细胞的活跃性。美国心理学家在《自然神经科学》杂志上发表过一篇报道，他认为午睡可以改善人们的心情，降低人体的紧张度，缓解压力的效果就像整整睡了一夜。

午睡虽然有助于人们的身体健康，但也要从时间和姿势上加以重视，避免使睡眠质量大打折扣，甚至对身体造成伤害。比如，不可在午餐后立即休息，由于消化系统处于运动状态，此时午睡或多或少会影响肠胃的消化吸收，同时，肠胃的蠕动也会影响睡眠质量。因此，我们应尽量选择在午餐半小时后午睡。

基本上所有人都不会在意午睡的姿势，但入睡姿势对睡眠效果的影响也是很重要的。睡眠专家一般认为午睡的姿势以右侧卧位为最佳，该姿势有利于肠胃的消化功能。如果我们是趴在桌子上午睡的话，一定要将一个柔软有高度的垫子垫胳膊下，减少身体的挤压，提高舒适感，方便入睡。

此外，午睡最重要的就是控制时间，午睡的时间不宜过长，以 20 至 30 分钟为最佳。时间太短，无法起到休息的效果，时间太长，同样也会带来一些健康问题。

研究人员认为，睡眠过程分浅睡眠和深度睡眠两个阶段，处于周期循环交替模式。一般来说，人们在入睡超过 30 分钟后就会从浅睡眠阶段进入深度睡眠阶段。此时，大脑中的各项中枢神经开始受到压制，脑组织中的毛细血管暂时关闭，体内代谢减少，如果这时候醒来，人们就会感觉浑身乏力，更加困倦。这时由于身体对大脑的抑制还未彻底消除，导致短暂性的自主神经功能紊乱所致。这种状态短时间大概会持续 10 到 30 分钟，影响后续的工作和学习。

这种情况常常出现在上床午休时，由于床上与晚上睡觉环境相近，很多人不可避免地会进入到深度睡眠中，导致午睡的时间过长。同时，白天午休时间过长，反而会影响晚上的入睡，甚至出现失眠的情况，久而久之，就可能会破坏人体正常的生物节律。

除了能够消除疲劳，适当午睡也能够降低一些疾病的发病概率。每周进行三次以上的午睡，时间控制在 30 分钟左右，人们的死亡率会降低 37%，心脏病的发病率会降低 67%，而适当的午睡也会降低人们罹患糖尿病的风险。

倒饭点调整时差导致的失眠

所有的生命体都有一种生理机制——生物钟，简单来说就是身体随着白天到黑夜的光暗周期所变化的循环节律。在正常情况下，我们的饮食、睡眠、工作等都会受到生物钟的作用。

除了这些肉眼可见的个人活动外，体温、血压、心跳及内分泌等问题也会受到生物钟的影响。这也是为什么当人们经历不规则的生活，或者工作需要，不得不打乱正常的生物钟，出现生物节律紊乱，导致昼夜节律相关性失眠障碍的原因。这种睡眠障碍在医学上又被称为"时差综合征"，患者会出现夜晚失眠和白天昏昏欲睡的情况。

对于多数人而言，倒时差是个极其痛苦的过程。假设人体内所有生物钟的步调一致，只是缺乏睡眠的话，我们只需要通过新的作息就能够逐步缓解时差所带来的失眠症状。比如，我们从北京飞到英国伦敦，10天后返回北京，在努力倒时差的过程中，人体细胞的滞后效果每天大约会减少一个小时，这也就意味着我们大概只需要7天的时间就能够彻底将生物钟调节过来。

但是，事实并非如此。科学家在早期认为控制人体生物钟的物质只有一种——SCN，它可以调节人体内各个不同的组织和器官的昼夜节奏。可后续的研究表明，几乎每一个细胞都拥有属于自己的SCN，虽然在原则上它们会受到SCN的控制，但这种控制存在一种滞后效果。SCN可通过光照迅速校准，但其他身体组织却需要更长的时间，进而导致人体内各个生物钟混乱不堪，这也就是为什么倒时差有时会让人痛不欲生。

因此，想要更快调节生物钟，就需要找到除了光照之外的另一个生物钟校准机制。日本生物学家伊藤美保认为食物可能就是影响人体生物钟的原因之一，确切地说是进食后体内大量分泌的胰岛素具备校准生物钟的功能。

英国萨里大学学者进行了一项实验，用以验证吃饭调节生物钟的理论。在实验过程中，10位参与者可享受研究人员提供的一日三餐。第一阶段实验，早餐在参与者醒来后的30分钟左右开始，5个小时之后吃中餐，再5个小时之后吃晚餐；第二阶段实验，早餐在参与者醒来后5个小时后食用，以此类推。每个实验阶段结束之后，研究人员都会采集参与者的血液样本，以了解他们的生理节律。结果显示，推迟用餐之后，人体内血糖水平波动周期和胰岛素分泌也会随之推迟。因此，人们可以通过调整用餐时间进行倒时差。

此外，为了降低倒时差带来的不适，我们也可以使用以下几种方法调整自己的状态。

1. 提前适应时差

当我们即将去往相差几个时区的地方时，可以提前一段时间调整自己的生物钟。比如，在计划拟定后，看一下日历，确定一个时间来调整自己的晚间作息，每天花一个小时改善自己的睡眠习惯，并通过调整一日三餐的时间来适应当地的时差。

2. 心理暗示

在上飞机之后，立刻将自己的手机和手表调整成目的地的时间，通过心理暗示来消除飞行时差反应。比如，我们打算飞往美国芝加哥，登机时间为下午4点，我们就可以暗示自己此时为美国清晨的4点，并按照当地的时间进行作息。

3. 利用光线辅助调节

倒时差最典型的一个表现就是早上醒得早，下午精神不振。因此，我们可以尽量减少环境中的干扰因素来辅助睡眠。人体出现的困倦除了受生物钟的影响，还与褪黑素有关，而褪黑素的分泌在一定程度上会受到外界光线的影响。在睡觉时，隔绝光线是一个很好的办法，而在下午困倦时，应多晒晒阳光，抑制体内褪黑素的分泌。

此外，很多人习惯用安眠药来帮助倒时差。虽然安眠药针对晚上的时间症状有很好的效果，但对白天的困倦却无能为力，而且还很容易出现头疼的副作用。以控制光线、调整入睡时间为主，改变用餐时间为辅，使身体内所有生物钟趋于一致才能调节生物钟最佳的方式，任何强制手段或多或少都会延长调节的时间，甚至对身体造成一定的损伤。

正确睡姿，让你拥有好睡眠

很多人在睡眠过程中并不在意睡姿，认为只要自己身体感觉舒适即可，但实际上睡姿也是影响人们睡眠质量的一大因素。一个正确的睡姿可以让人酣然入梦，同样，一个错误的睡姿也可能为人们带来失眠的困扰。因此，失眠者想要缓解失眠症状，对入睡过程中的睡姿习惯也要提起重视。

1. 错误的睡姿

（1）仰卧手放胸口入睡

仰面平躺是最普遍的一种睡姿，因为，这种睡姿不会压迫到身体任何脏腑器官。但是，仰卧对姿势的要求极为讲究，稍有不慎就会导致人们出现失眠症状。

仰卧容易做梦，这是因为人们在仰卧入睡时，习惯性将手放在胸部。很多失眠患者在选择仰卧姿势入睡后，经常会在半夜被噩梦惊醒，研究调查发现，如果在入睡时将手搭在胸上很容易做噩梦，梦境中压抑、郁闷、想说话却说不出的情况，其实都是睡眠过程中胸口有重物的原因。

对于存在呼吸道疾病、打鼾、肥胖等症状的患者最不宜采用此睡姿入睡，因为仰卧很容易导致舌根下坠，使呼吸不畅，甚至出现窒息的情况。

（2）俯卧入睡

俯卧入睡，也就是人们口中的趴着睡。由于重力作用，趴着睡觉很容易挤压身体内的脏器，心脏和肺部首当其冲，容易导致呼吸不畅，体内氧气供应不足，严重者还会诱发各种心脏疾病。同时，趴着睡觉对消化系统也会造成很大影响，往往会造成食欲不振、恶心、反酸等症状。

此外，人们在趴着睡觉时，为了更好地呼吸，一般会选择将头转向一侧。如此一来，颈部就需要一直保持一种僵直的状态，极易出现酸胀、疼痛的感觉，形成过度劳损，并对脖颈处的血液循环产生一定的影响。再者，靠近枕头的眼睛，眼球会受到很大的压力，很容易导致近视。

（3）蜷缩入睡

蜷缩着身子入睡并不是一个好习惯，对背部和颈部的伤害极大，同样也会最大限度挤压身体内部的器官，导致周身血液流通不畅，使全身得不到放松，导致睡眠质量越来越差。久而久之，就容易导致失眠症状的发生。而且，根据医学调查显示，基本上在5个人中，就有一个人因背痛和颈痛的问题导致睡眠质量下降。人的背部在伸直时，才是最舒服的，因此，对于长达几个小时的睡眠而言，让周身舒展开来才是最佳的睡眠姿势。

（4）张口入睡

张着嘴睡觉的人，是以口腔进行呼吸，这会在呼吸时把空气中的病毒、细菌和灰尘一同吸入肺部，极易导致肺部感染。而且，用口腔呼吸也会使摄入的氧气量不足，体内器官得不到很好的休息，使睡眠质量下降。

2. 正确的睡姿

右侧卧的睡姿是大多数人比较认可的一种健康睡姿。从生理学角度分析，右侧卧时，右侧肺部的空气吸入量占据肺部的59%，循环血量占据肺部的68%，而左侧卧时，这两项数据的指标相应为38%和57%。人体所需的氧气是需要血液来供应的，由此可见右侧卧的好处要远远大于左侧卧。我们在进行右侧卧时，双手自然摆放，双脚自然弯曲，这种睡姿是最有助于深度睡眠的。

对于大多数人而言，有时候失眠只是不良的睡眠习惯所导致的。因此，当我们在夜晚入睡时，一定要保持正确的睡眠姿势，才能更好地促进睡眠。但不可拘泥于此，所有人在整夜的睡眠过程中，不可能始终固定用一个姿势，只要能够迅速入睡，且不会给身体带来不适，睡姿的后续调整对睡眠的意义不大。

第九章

那些被推荐的助眠方式有效吗

科技助力，五花八门的助眠类 App

在失眠人数日益剧增的情况下，助眠类 App 应运而生。但是，这些五花八门的助眠 App 是否真的能够提高人们的睡眠质量呢？

李欣最近工作压力很大，经常在晚上出现难以入睡的症状，尤其是对周围的声音格外敏感，甚至轻微的响动都会影响到她的睡眠。在尝试了很多助眠方式后，失眠症状依然没有得到有效改善。直到朋友为她推荐了一款助眠 App，在入睡时，伴随着耳机中的流水声，她经常在不知不觉中就能睡着了，并且 App 中的冥想课程也可以帮助她有效放松紧绷的神经。

1. 助眠 App 的原理

助眠类 App 的原理是通过科学手段成功规避掉日常影响入睡的因素，以及利用一些专业助眠的音乐、白噪声等方式缩短失眠者的入睡时间，通过建立新的睡眠习惯，来提高睡眠质量。比如，以双声拍音频、自然声缓解用户压力的"催眠大师"；以放松减压、宁静身心为主题的"正念冥想"；以播放与脑电波相近的音频，使两者同步的"熟睡"等。

此类 App 中一般会将影响睡眠和失眠的原因归结为四类：睡

眠规律，是指长期形成的起床、入睡时间，白天短暂休憩的时间；睡眠环境，光线、噪声、床上用品、房间湿度、温度及其他能够影响睡眠的用品；睡前准备，晚上的饮食、洗漱及其他睡前活动；身体状况，焦虑、恐惧、兴奋等情绪或心理创伤。在使用过程中，助眠App会根据失眠者提供的信息，为他们提供一份最为合理的方案和建议，使其所处的内外环境均达到最佳状态，以达到安稳入睡，更快入睡的目的。

但失眠的往往不只有入睡困难，多梦易醒、总睡眠时间减少、睡醒后身体疲惫等表现都属于失眠症状。导致失眠的主要因素有环境因素、生理因素、心理因素、精神因素及疾病五种，其中，前三种可以通过自我调节减少对失眠的影响，而后两者并非寻常手段可以达到的，这就是导致关于助眠类App口碑两极分化的原因。

一些失眠者在使用过后入睡时间缩短，认为助眠App对缓解失眠症状效果显著，但另一些失眠在使用过后，对失眠症状没有任何效果，甚至降低了自己的睡眠质量，对其持否定态度。

2. 辩证看待助眠App

从客观的角度来看，助眠类App可以在睡眠时间上为失眠者提供一些帮助，但对睡眠深浅度和睡眠质量的实质影响波动较大，无法得出有效的结论。如果失眠者的心理问题极为严重，而助眠App的界面、文字、音乐反而会延长失眠者的入睡时间。

因此，我们需要辩证地去看待市场上的助眠App、助眠仪器，既认可其助眠的功效，但也不盲目地偏信它们能够完全缓解自身的失眠症状。助眠 App 和助眠仪器都是通过重塑失眠者的睡眠习惯，来缓解失眠症状的。一旦一些不可抗力因素出现，助眠 App 带来的效果就变得微乎其微。比如，由于疾病或者身体不适导致的失眠症状，一些人因消化不良、神经衰弱出现难以入睡的情况，在没有解决导致失眠的根本原因之前，任何辅助类措施，都无法给予失眠者一个安稳的睡眠。

3. 助眠 App 推荐

如果我们在晚上出现了难以入睡的情况，那么可以选择哪些助眠 App 来帮助我们入睡呢？

（1）"小睡眠"，推荐指数五。"小睡眠"是一款主要以声音作为主要助眠方式的 App，具备种类非常多的自然声、白噪声等音频，可根据自身喜好选择三种音效进行自由组合。此外，还存有专业的冥想指导训练音频，在一定程度上帮助用户有效缓解焦虑和压力，轻松入睡。

（2）"催眠大师"，推荐指数五。"催眠大师"是一款利用音乐治疗睡眠障碍的应用。它通过双声拍音频、自然声等缓解用户的心理压力，促进身体放松，使用户更快进入深睡状态。它的特别之处在于支持添加本地音乐，摇一摇还可随机组合混音。

对于助眠类 App 的选择，我们可以根据自身喜好选择最适合自己的 App，也可以通过试用来判断该 App 是否能为我们提供帮助，灵活挑选和使用。

别再被睡眠监测手环忽悠了

随着人们对睡眠质量和睡眠时长的看重，市场上出现了睡眠智能手环。只要将手环佩戴在手腕上，就可以监测到自己的睡眠情况，进而通过睡眠记录来判断自己当前的睡眠状态是否能够达到健康生活标准。但是，一个小小的手环真的有这么大的功能吗？

最近一段时间，姜贞在起床后一直感觉自己晚上没有睡好，在朋友的介绍下，她购买了一款睡眠监测手环，用以监测自己晚上的睡眠质量。第二天醒来后，手环的结果让她十分吃惊，监测结果显示整晚的睡眠质量极差，几乎每隔半个小时就会苏醒一次，真正的深度睡眠时间不到两个小时。最令她感到焦虑和担忧的是，接连几天的监测结果都如出一辙。

为了缓解如此严重的失眠症状，她在亲人的陪同下前往医院进行检查。医生在了解其睡眠情况后，建议她在医院接受一次睡眠多导监测，结果显示，她的睡眠时间达到了七个小时，睡眠结构也十分完整，根本不像睡眠监测手环得出的严重结果。

为了更好地判断睡眠监测手环的准确性，一家医院的睡眠医学中心对一些市场上的睡眠监测手环进行了测试。医院研究人员认为，睡眠监测手环的误差较大，与医院的标准化监测设备存在很大的差距，很可能会给人们带来误导。关于睡眠监测，医院中的设备是通过人的生物脑电波的变化来判断睡眠情况，这是截至目前世界上最为准确的监测方式。因此，睡眠检测手环并不能达到人们预想中的效果。

睡眠检测手环的监测原理是利用手环内部的加速度传感器和陀螺仪来监测睡眠动作，进而分析睡眠质量以及深度睡眠时间，然后给出各个睡眠数据。简单来说，就是通过手环中的感应器，感知人体的活动，以此来判断是否处于清醒状态，是否进入深度睡眠。当被检测者的身体活动时，手环就会默认他处于浅睡眠状态，当被检测者静止时，则被默认为深度睡眠。由此看来，这种睡眠检测更像是一种睡眠推测，并不具备科学性和说服性。

在快速眼动睡眠阶段，人全身的肌肉会放松，代谢旺盛，导致心率加快、呼吸急促、血压上升。在这个阶段，人的身体一般都是固定不动的。而人们从浅睡眠阶段进入深度睡眠阶段时，人体的活动就会减少，主观意识逐渐丧失，心率和呼吸减慢。这些情况都会被手腕处的手环记录，并根据这些细微的数据进行分析，给出最后结果。

但是，此类手环忽略了一个最关键的影响因素——环境。如果单纯监测入睡者的动作以及床的震动，对于单身者而言，数据也许相对合理，但如果床上不止一个人，另一个人的活动也会被记录在手环监测中，使数据出现混乱。而且，仅仅以睡眠过程中的身体活动作为判断依据往往是缺乏说服力，假设一个人安静地躺在床上，大脑中思绪万千，难以入睡，较少身体活动的失眠状况就会使监测数据出现偏差。

实际上，睡眠监测的智能手环只是起到一种增强自我心理暗示的作用，当人们想要获得优质的睡眠时，就会主动了解自己的睡眠情况，而具有监测功能的手环恰好能够满足这一需求。手环更多的目的在于无时无刻提醒人们，尽快入睡，不要进行没有意义的熬夜行为，但完全依赖手环所提供的数据，很可能会让人们产生恐慌，变得越发焦虑，难以入睡。因此，我们还是要理智地看待关于市面上有关睡眠监测的物品，不必因外界的言论轻信缺乏绝对医学根据的商品。

如果你因为肥胖打鼾，晨起头痛、口干，白天嗜睡明显，且有顽固性高血压，建议去医院做专业的睡眠监测，这也是诊断睡眠呼吸障碍的主要手段。

睡不着数羊？ 越数越精神

失眠的时候，很多人会选择数羊，一只羊，两只羊，三只羊……结果是不仅没睡着，反而越来越清醒。

英国牛津大学的研究人员针对"数羊"的助眠方式进行了一项研究，他们将参与实验的50多位失眠者分成三组，第一组在入睡过程中想象一些安静祥和的场景，比如，缓缓流淌的溪水或奔涌的江河；第二组选择"数羊"方法；第三组不进行任何辅助行为，自然入睡。实验结果显示，第一组失眠者的入睡时间要远远小于第三组，而第二组失眠者反而迟于第三组入睡。因此，"数羊"的助眠方式根本无法对入睡起到很好的辅助作用。

数羊的方式起源于西方文化，一般是让失眠者在入睡时想象很多羊一只又一只跳过栅栏，并在羊跳过栅栏时为其计数，不断延续下去，直到失眠者在这种单调乏味的想象中不知不觉地睡去。这种助眠方式之所以在西方流行，一方面在于失眠者可以在一种有节奏的幻想中缓解神经的紧绷状态，达到身心放松；另一方面则是有心理暗示的作用，在英文中"羊（sheep）"与"睡觉（sleep）"发音比较像，在数羊时容易联想到睡觉，同时有效避免了强迫自己入睡带来的心理压力，在不断自我暗示下快速入睡。

这种助眠方式在中国失眠者群体中难以奏效的原因在于两方面：

　　其一，在口口相传的过程中，大多数人会忽略数羊时幻想出的绵羊跳过栅栏的场景，单纯以默念"一只羊""两只羊"为主要催眠手段。由于数数的方式过于直白和单调，对缓解人们紧张、焦虑的情绪毫无帮助，并不能达到安然入睡的效果。同时，在一些片面宣传的影响下，很多人坚信数到某个固定的数值后，自己就可以睡着，因此太过执着于羊的数量，使自己的注意力时刻关注在数字上，以免数错后不得不重新再来。如此一来，反而会加重大脑的负担，使神经变得更加紧张。

　　其二，在中文的发音中，"羊"和"睡觉"念起来毫无相近之处，并不能起到心理暗示的作用。所谓暗示，就是通过一种间接的方式使语言进入到潜意识中，快速对大脑产生引导作用。于是，很多人认为中国人在入睡时应该数"水饺"。可实际上，"水饺"虽然与"睡觉"发音相近，却依然无法达到很好的效果。而且水饺暗示很容易勾起人的食欲，反而在帮助入睡方面得不偿失。

　　其实，数羊助眠的核心并不在于让失眠者从一数到多少，而是在大脑中营造一种单调、无趣的节奏感，使人容易犯困，从而提高入睡的效率。因此，在入睡的过程中，我们只需要不断在大脑中重复绵羊跳过栅栏的情景即可。试想一下，一只憨态可掬的小绵羊从自己面前跳过，是一个多么美好的画面，观察这些世界上又乖又可爱的动物排队在做"体操"，有利于人们放下心中的负担。

此外，想象一些自己喜欢的场景同样能起到助眠的效果，比如，幻想自己躺在柔软芬芳的白云上，身边飘过一片又一片的云朵；幻想自己躺在清新柔软的草地上，身边的小草随着风不断摇晃；幻想自己变成一只小鲸鱼，每一次呼气，都能喷洒出一注小喷泉来等。

总之，数羊的目的不在于睡觉，而在于使身体达到一种适合入睡的轻松状态，只有身心放松，才能更快入睡，否则，羊的数量再多也是徒劳。

此外，用小技巧给入睡预热一下，十只羊就能让你睡着。

（1）睡前的一小时左右把灯光调暗，睡觉的时候关掉所有的灯。

（2）看本晦涩难懂的书，如马克思主义哲学、高等数学等。

（3）最重要的一点，放下手机，闭眼！

在芳香的呵护下做个好梦

生活中，一些人喜欢在卧室中放置花草和熏香来帮助自己入睡，淡淡的香味可以使人们的激动情绪更容易平复，身心得到有效的放松，享受优质的睡眠。人类对植物精油的利用已经有几百年的历史，并基于该应用发展出"芳疗"的学派，在不断的实践中，人们发现植物精油中的一些成分在进入人体内部循环后，通过调节内分泌起到治疗安神助眠、鼻炎、淡斑美白等功效。

香味助眠的原理在于嗅觉与大脑记忆的联系，与视觉、听觉、味觉、触觉相比，嗅觉更容易唤醒人们的记忆。科学家研究发现，人类的嗅觉器官拥有大约 400 种气味受体，可识别很多不同的气味，当空气中的某些分子经过嗅觉系统，在鼻腔内纤毛上产生神经冲动，并传递到大脑时，在监测气味的过程中会唤起大脑深层区域的记忆。比如，地中海地区的人们在闻到薰衣草的味道时，会将其视为家乡的味道。

睡眠环境中的气味也会对人们的睡眠质量产生影响。德国海德堡大学曼海姆医学院的研究人员表示，在芳香弥漫的环境中入睡，会产生美好的记忆，获得积极的梦的体验，而难闻气味的睡眠环境容易使人做噩梦。

一些人在晚上难以入睡或睡眠质量不佳时，会借助音乐、冥想等方式放松身体。其实在入睡时让一些助眠的植物或熏香围绕自己，也能够有效摆脱失眠的困扰，还可以净化卧室中的空气。以下几种植物散发的香味有助于安神助眠，弥漫在卧室中，会使人睡得更香。

1. 薰衣草

薰衣草的香气具有镇静催眠的作用，1995 年，爱尔兰医生格雷厄姆针对薰衣草植物精油改善中老年人睡眠进行了一项实验，其目的是为了减少失眠者的睡眠干扰，使他们可以快速入睡。在治疗两个星期之后，结果显示，晚上睡眠质量良好的病人数量明显增多，而晚上需要睡眠环境极致安静的人数也逐渐减少。

在所有改善睡眠的植物精油中，薰衣草是最具名气的一种，被广泛应用在一些医疗机构和看护设施中，比如，新疆的很多维吾尔族医院会使用薰衣草全草制剂来治疗神经衰弱和失眠。

2. 柏木脑

柏木脑的香气对睡眠质量的改善效果堪比安眠药。在一项测试中，失眠者在入睡前两小时内闻柏木脑的香气，结果显示失眠者的入睡时间缩短，睡眠时间增长，在睡眠过程中苏醒的次数也有显著的下降，尤其是入睡时间，与对照组相比，在柏木脑香味的环境下入睡，入睡的时间要缩短超过一半的时间。

3. 咖啡

咖啡给人最深的印象是用以提神，其实咖啡的香气还具有放松身心的作用，在睡觉前闻咖啡的香气有助于入睡。在一项实验中，人们在闻到咖啡的香味后，作为人体放松状态指标的阿尔法脑波频频出现，心情能更快沉浸下来。

4. 沉香

相较于以上几种香气，沉香无疑是最佳的助眠香味。同样是起到放松和镇定的作用，但薰衣草等香气的味道比较强烈，时间一长容易对大脑产生刺激，而沉香的香气属于暗香，温和舒缓，并不会对大脑产生刺激。

同时，沉香也是一味中药，在点燃的过程中，除了安眠的作用，还具有其他医药功效，比如，缓解胀气、平息哮喘等，特别是对于一些手脚冰凉的人，沉香还能起到促进血液循环，温肾纳气助阳的功效。

当然了，熏香助眠只能起到一个辅助的作用，对轻度失眠有一定作用，而且并不一定总是有用，当无效时会让你失望。尤其对于失眠比较严重的朋友来说，香味的作用可能就没有那么明显了，所以如果是自己出现了非常严重的失眠症状，一定要及时就医，需求医生的帮助。

电视机一开，困意自然来

生活中有一个怪异的现象：一些人在看电视时会不知不觉地睡着，关上电视，躺在床上反而辗转反侧，彻夜难眠。事实上，该现象的出现得益于电视机对人们的"催眠"作用。

我们所处的日常环境是无法达到绝对安静的，但平时周围的各种背景噪声往往并不会引起我们的注意，但我们的大脑却是在无时无刻关注着这些声音信号。这种习惯来源于人类祖先在旷野生存中进化形成的一种安全防御手段，即使在入睡时也能警惕周围环境的变化。而在现实生活中，我们的注意力和睡眠经常被一些突如其来的声音打断，比如，尖叫声、重物坠地声等。此时，我们就需要一种声音来屏蔽这些刺激，而长期作为背景噪声的电视机声音，就承担了屏蔽刺激的角色，使那些尖锐、突出的声音信号变得不再明显，从而减少大脑的应激反应。这一类声音就被称为"白噪声"，白噪声是指一段声音中频率分量的功率在整个可听范围内是均匀的。简单来说，就是大自然的声音，波段柔和、轻微、有节奏感，比如，晚上的蛐蛐叫，小河流水声。

对所有人而言，白噪声有助于舒缓自己过于紧绷的神经，使身心处于放松的状态，从而更容易入睡。举一个最常见的例子：

自习课上，教室中乱哄哄的，我们可以很自然地入睡，可当耳边的声音戛然而止，我们会瞬间从梦中惊醒。这是因为安静的环境让我们联想到老师进入教室的场景，同样，生活中过于安静的场景往往会让人联想到手术、考试、会议等严肃的环境，感受到一种紧张的气氛。因此，过于安静的环境往往是不利于失眠者入睡的，这也是为什么一些人在关掉电视后难以入睡的原因。

此外，看电视有助于入睡的一部分原因还在于观影过程中，人体自身能量的消耗。看电视是一个耗费精力的过程，长时间盯着电视屏幕看，眼睛会感到疲劳，进而促进困意的产生。同时，长时间相同的刺激，会使大脑的活跃度降低，也会导致困意。比如，一些纪实类的电视节目，平铺直叙的叙事风格远没有电影带来的刺激强烈，更容易让观众困倦。

在看电视时，人们还会消耗一定的心理能量。心理能量被视为生命力，当生命力低时，人就会变得萎靡不振，感觉到疲惫。为了补充自己的心理能量，机体就会下意识让自己休息一下。而当人们关掉电视，准备入睡时，就会有意识让自己进入入睡状态。这种有意识就是注意力的集中，反而不利于人们进入睡眠状态，而且心理能量消耗较少，人们往往也就越精神。

最重要的是，在看电视的过程中，人们很容易忽略时间，而身体由于生物钟的原因也会产生困意，加上上述原因，就会强化看电视和困意的联系，形成条件反射，从而出现一看电视就容易打瞌睡的情况。

但这并不是值得提倡的助眠方式，因为电视机助眠的效果并不稳定，而且正常的睡眠环境不应存在电视时间长时间开启的情况。美国约翰斯·霍普斯金大学医学部研究睡眠科学的雷切尔·萨拉斯教授认为，一边受到电视机发出的光和声音刺激，一边睡觉的话，很容易形成睡眠障碍。因为电影、电视剧、电视节目的声音是不可预测的，而在睡眠过程中，电视机中不可预测的声音进入耳朵的话，很容易导致人们惊醒，影响睡眠质量。

　　同时，电视机或手机中释放的蓝光很可能会妨碍入睡，即使闭着眼睛，身体也会感受到光，暴露在电视机的蓝光下睡觉的话，很可能会对睡眠造成不好的影响。对于青壮年群体来说，即使在睡眠过程中存在声音和光线的障碍，也并不会察觉睡眠环境的干扰，不会影响入睡。但是，对于老年人来说，身体的各项机能下降，对声音和光线的抵抗能力不足，对外界的影响就会格外敏感。

　　因此，电视机助眠的目的应该侧重于诱发困意，而并非创造睡眠环境。当我们因疲惫或条件反射产生困意后，应深度感受这种困意，以帮助我们躺在床上更快入睡，切不可将电视机的催眠作用作为缓解、治愈失眠的灵丹妙药。

能让你安然入睡的音乐

听音乐是很多人都尝试过的助眠方式，当人们在入睡时感到焦虑和压抑时，音乐可以起到缓解压力，放松身心的作用，有助于人们更快入睡。

英国谢菲尔德大学的研究团队在一项科学研究中，统计了人们在入睡时对音乐的使用情况，并确认了音乐对失眠的帮助。在600多名的受访者中，超过360人表示自己经常会使用音乐来帮助睡眠，在诸多音乐类型中，古典音乐占比最高，并在使用频率的分析上证实了音乐对入睡的影响。

关于音乐的作用机制，包括生理和心理两方面。其中，从生理角度看，当外界的噪声足以影响人们入睡时，耳边的音乐会在一定程度上屏蔽噪声。而在寂静的环境中，音乐又可以适当填补环境的空白，与完全的寂静相比，一些舒缓的音乐会让人感到更放松。在心理角度则侧重于大脑的注意力，音乐可以将注意力聚焦于音乐本身，也可以使注意力变得发散广泛，有助于屏蔽大脑中的各种想法，使人免受思维的干扰。

在助眠音乐的选择中，我们可以尝试以下八种经典的助眠音乐。

（1）心灵音乐《OceanDeep》，以柔和的钢琴旋律搭配柔情似水的歌声，对不同失眠症状可以起到"舒缓压力""提升智慧""改善睡眠"三重功效。

（2）摇篮曲，印度尼西亚民歌《宝贝》，以母亲的关怀和慈爱为主题，让人们重温摇篮之夜。

（3）闻名遐迩的莫扎特《催眠曲》，完美的节奏使人们的生理节奏放缓，逐渐安抚人们的焦虑情绪，使之平静。

（4）《音乐天文台》系列专辑，由音乐大师根据12星座创作的不同曲子，每一个人都能够在这些或深邃，或欢快，或安谧的音乐中找到属于自己的专属助眠音乐。

（5）古典音乐《高山流水》，在诸多音乐治愈失眠的案例中，舒缓身心的古典乐无疑是上上之选，尤其是这一曲《高山流水》，以古筝的娴静和悠扬，让人们躁动的内心逐渐安静下来。

（6）吉他名曲《悲伤的西班牙》，由法国吉他大师尼古拉亲自操刀，以纯熟的弹奏技巧和吉他天生的婉转音色，传递给人一种放松的感受。

（7）情歌《UnchangedMelody》，以深藏心底最甜美的爱情之梦，唤醒人们内心对美好的向往。

（8）自然之声《MountainStream》，大自然的鸟啼虫鸣，春风细雨，能带给城市人一种清新和宁静，抑制大脑的兴奋。

而在诸多的助眠音乐中，《失重》一曲拔得头筹，被神经学家评为全世界最放松的音乐。它由英国乐队马可尼联盟和英国音乐治疗学会的通力合作完成，用以减轻焦虑，降低血压和心率。而在一项实验研究中，该功能得到有效证实。这首歌没有重复的旋律，有助于诱发深层次的放松感，鼓点的节奏也逐渐降低，使内心的压力感也随之降低。

但是，音乐助眠也不是绝对有效的，它只能起到抑制大脑兴奋，缓解压力和焦虑情绪的作用，使身心处于一种最佳的睡眠状态。

在音乐助眠的过程中，我们还要注意音乐的分贝、内容和倾听时间，以免降低音乐的助眠效果。美国宾夕法尼亚大学佩雷尔曼医学院的教授马萨斯对音乐与睡眠的关系进行深入研究，他认为不同分贝的声音对睡眠质量的影响千差万别，音量大、嘈杂的声音对睡眠毫无帮助，甚至还会影响入睡。这就意味着同样一段音乐，不同音量也会带来不同的结果。比如，同样的一段助眠歌谣，母亲用温柔的嗓音唱出来，孩子会很快入睡，如果换成父亲，过重的音色往往会适得其反。

音乐的内容对入睡和后续的睡眠质量也有着很大影响，对绝大多数人而言，音乐更像是一种睡眠触发机制，熟悉的声音往往更容易让人入睡，这也是为什么很多人在更换睡眠环境后会出现失眠症状的原因。马萨斯认为，如果一个人总是听着某一位歌手的歌曲入睡，就像是一种睡前仪式，更有助于睡眠。同时，音乐的类型选择并不固定，但舒缓的音乐为最佳，避免因声调突然高亢导致自己苏醒过来，总之，坚持"对自己有效"的原则即可。

睡前催眠适合看枯燥的书

"一看书就犯困"是生活中极为常见的一种现象，尤其是在阅读、观看一些枯燥的书籍和电影时。它们往往没有跌宕起伏的情节设定，没有触人心弦的情绪感染，浏览片刻就能够使人们昏昏欲睡。如果我们存在轻微的睡眠障碍，不妨在睡前阅读一些枯燥的书籍，对自己进行"催眠"。

在大多数人的印象中，学生时代的课本无疑是最佳的催眠道具，很多人将课本带来的催眠效果归结为内容过于专业枯燥，缺乏趣味性，使人难以集中注意力，精神长时间处于松弛的状态，而睡意沉沉。但经过科学研究发现，某一些书籍具有催眠效果，不仅仅是其内容枯燥，还有阅读者对读书的态度及心理和生理上的诸多原因。

1. 奖励周期过长

读书几乎是完全站在获得即时快感的对立面上，它并不像游戏一样，可以在短暂的时间内获得可观的奖励，无论是金钱、游戏道具等奖励，还是战胜敌人带来的胜利感，这些积极反馈都是及时的，让人们继续的欲望更加强烈。而读书则是要"慢工出细活"的，比如，掌握某一项技能、取得一个目标成绩等。这些奖励需要很长时间付出才能获得，还不一定能够达到自己的心理预期。因此，读书所带来的奖励和愉悦感对大多数人而言，是遥远且模糊的，这就导致人们在读书时，在心理和生理上更容易感到疲惫。

2. 条件反射

睡眠本是一种与阅读无关的本能行为，却会因为与无关刺激建立联系，从而形成条件反射。比如，拥有拖延习惯的人总是喜欢将课业和学习放在晚上，而白天的活动已经耗费了大部分的精力，当拿起书本时就会抵不住睡意想要上床睡觉，但最后期限的存在又使他不得不强打精神继续学习。此类场景反复在生活中出现，读书和睡觉这两种毫无相干的事情就联系起来了，经过强化之后，这种联系就变得根深蒂固，形成条件反射。

简单来说，就是当我们在困意袭来时，仍在进行着某项活动，经过不断地重复形成了条件反射，当我们没有困意时，安静地重复该活动就会引导自己入睡。困意除了身体自发出现，还存在药物刺激、过度劳累等诸多方式，利用这些时间节点就容易创造属于自己的入睡环境。

3. 趋"简"避"难"

每个人都会从本能上排斥乏味复杂的事情，喜欢简单的事情。在心理角度上，人们会找各种借口去拒绝做这件事，而犯困则是人们生理上对该事情的规避，也就是大脑进行自我保护的一种方式。科学研究表明，书本中的一些复杂知识，很容易让大脑产生压力，为了减轻负担，大脑就会选择自我封闭，即产生困意。

4. 无意识读书

在读书的过程中，大脑中会出现两类信息，一种是书本上的信息，另一种是大脑中储存的信息。如果读书时不思考，两种信息就不会产生交流，当人们看到书本上的文字后，这些文字只是快速闪过了视觉范围，与大脑中的已知信息相对应，也就是说大脑识别了这些文字，但并不理会这些文字所表达的意思。这个问题的根源在于读书者对这本书缺乏兴趣，书中的内容也无法引起任何波澜，读书者自然会哈欠连天、昏昏欲睡。

关于睡前书籍的选择，最好以各类专业书籍为主，虽然编撰者的专业水平很高，但在文字表述上难免会缺乏趣味性，而且各种专业词汇晦涩难懂，容易封闭大脑的思考，降低活跃度。如果难以接受低趣味性的书籍，也可以选择哲学类或励志类的书籍。带有哲理的"鸡汤"类的书籍，在通俗易懂的同时，平铺的文字也容易让人产生无意识阅读，使困意袭来。

此外，一些节奏特别缓慢而且情节单调乏味的故事也能够起到催眠的作用，但是在选择此类书籍时，应避免悬疑、惊悚等能够激发阅读兴趣的图书种类，否则反而不利于入睡。

当心！药枕使用不当变毒枕

药枕起源于古代人"枕香草"的风俗，在枕头中添加一些香气浓郁的花草，可营造一种芬芳的睡眠环境，而药枕的普及得益于填充物的改变，天然中药的添加使很多人坚信药枕具有治愈疾病，缓解失眠的功效。

市面上最常见的治疗失眠的药枕一般有以下五种，分别针对不同的失眠原因。

养心枕：一些人失眠或睡眠质量差的原因多半是由心情烦闷、出虚汗所导致，养心枕的药方成分为夜交藤和合欢花，以特定的剂量进行配比，研磨成粉装入大小合适的布袋中，作为枕芯，可以起到养心安神、解除烦躁的作用。

养血枕：适用于气虚体弱，并伴随神经衰弱、头昏眼花、心悸多梦等症状的失眠者，其药枕成分为酸枣仁、丹参、黄芪等药材，在中医理论中，这些药材具有益气养血、安神静心的作用。

磁石枕：一些中老年人的失眠症状，大多是由肾气亏损、肝阳上亢所导致，睡眠过程中常常伴有抽筋等表现。磁石作为一味中药，具有安神益智、补肾益精、平肝潜阳的功效，对抽搐性癫痫也可起到镇静作用。

玉米须枕：患有高血压、心脏病的人经常会出现失眠的情况，以玉米须为主要填充物的枕头具有健脾利水、清热解暑、降压利胆的功效。

薰衣草枕：压力过大，精神紧张是失眠最常见的原因。药枕中的薰衣草和橙皮能够散发清香淡雅的香气，具有安神、缓解紧张情绪的作用，有助于睡眠。

但事实上，药枕的作用原理在于人体通过嗅觉器官吸收中药所散发的气味，达到缓解、镇静的目的，但这一功效微乎其微，并不能在短时间内获得明显的效果。药枕主要用于长期调理身体，预防疾病，并在辅助治疗方面提供一定的帮助，根本无法替代正规的治疗手段。

对于枕头而言，选择个人使用着最舒适的即可，没必要跟风或病急乱投医购买一些所谓的药枕，这些枕头非但无法提供帮助，反而还会危害人们的健康，药枕变"毒枕"。

药枕保养不当还会引发一些呼吸道或皮肤疾病。药枕的填充物多为植物中药，具有较强的吸水性，因此很容易滋生细菌，甚至出现霉变。尤其是夏天，室内温度较高，睡眠过程中容易出汗，如果不及时对药枕消毒，很容易导致枕芯中的药材发霉、腐烂。一旦发霉的枕芯与皮肤进行接触，或者腐烂的中药继续散发气味，就会给身体健康带来威胁。而且，一般的药枕并不会标注保质期，而枕芯中的中药却是具有保质期的，如果不加以重视，就会失去对各种疾病的辅助治疗效果，甚至会变质。

一些有过敏史的患者，建议不要使用药枕，尤其是对花粉过敏的，尽量避免带有花粉类填充物的药枕，以免产生过敏反应增加身体不适。如果十分喜欢药枕，要注意保证枕芯的干燥，时常晾晒，防止药物发霉的情况出现，而在不使用药枕期间，应使用塑料袋密封，防止药物有效成分挥发，并及时更换枕芯内的药物。

　　最重要的是，我们不能盲目相信药枕带来的治疗效果，将缓解、消除失眠症状的重任放在药枕上，使失眠症状长期得不到有效解决。最正确的做法就是及时就医，接受医生的心理疏导和配合药物治疗。